ガイドライン

ドクターヘリ安全の手引き

監修：日本航空医療学会
編集：日本航空医療学会　安全推進委員会

へるす出版

「ドクターヘリ安全の手引き」の発刊に際して

日本航空医療学会

理事長　小濱 啓次

　ドクターヘリの運航において事故があってはならないことは、関係者の皆さまが常に考えておられることであり、ドクターヘリの運航は安全運航が大前提であることはいうまでもありません。このたび、西川委員長を中心とする安全推進委員会において、日本航空医療学会としての「ドクターヘリ安全の手引き」が出来上がりましたことは、学会として誠に喜ばしいことと思います。

　ただ、このような手引きができますと、この通りにしなければならないのかとか、この通りにしろとかの意見があるかもしれませんが、当然、手引き通りにはできない現実もあるのであって、この安全の手引きはあくまでもドクターヘリの安全運航上あるべきひとつの指針を示したものであるという理解のもとに、この指針に近づく努力をする目標にしていただくための手引きと考えるのがよいのではないかと思います。

　この「ドクターヘリ安全の手引き」が、ドクターヘリの安全運航とドクターヘリの今後ますますの充実と発展に役立つことを願ってやみません。

目　次

　　　　はじめに ……………………………………………………… 7

第1章　ドクターヘリ従事者の安全指針 ………………………… 9
　　1 医師　2 看護師　3 操縦士　4 整備士　5 運航管理担当者（CS）

第2章　緊急事態への対処 ……………………………………… 22
　　1 緊急事態とは　2 飛行中の緊急事態　3 緊急事態発生時の対処
　　4 緊急時の連絡体制　5 緊急事態対処の準備　6 悪天候時の対応

第3章　インシデント・リポート ……………………………… 29
　　1 目的　2 概要　3 報告を要するインシデント
　　4 インシデント・リポート集

【付表1】　ドクターヘリに搭乗勤務する医療従事者の運航安全教育 ……… 32
【付表2】　ドクターヘリ運航従事者の訓練研修要綱 ……………… 35
【付表3】　ドクターヘリの日常業務における安全確保 …………… 42
【付表4】　双発ヘリコプターの緊急時に必要な救命用具 ………… 44
【付表5】　インシデント報告様式 …………………………………… 45

【参考資料1】　救急ヘリコプターの安全に関する一般的参考事項 ……… 47
　　1 個人装備　2 機体装備　3 待機の拠点および着陸場所　4 患者の乗降
　　5 AMRM（Air Medical Resource Management）
　　6 操縦士の危険な心理状態　7 操縦士にかかるストレス
　　8 経営管理者の責務　9 地上関係者

【参考資料2】　地上関係者の安全に関する注意事項 ………………… 64
　　1 着陸場所の選定　2 ヘリコプターへの連絡と合図　3 機体への接近
　　4 患者の搭載　5 離陸

【参考資料3】　救急現場における着陸場所の選定 …………………… 68
　　1 着陸場所の設定　2 ドクターヘリの着陸に際して
　　3 ドクターヘリが着陸したら

【参考資料4】　参考文献 …………………………………………………… 70

　　　　あとがき　協同・協力・協調 ……………………………… 72

はじめに

　ドクターヘリ事業は、病院、医師、看護師などを含む医療分野、航空会社、操縦士、整備士、運航管理担当者などを含む航空分野、それに消防、警察など複雑多岐にわたる異分野の組織および従事者が呼応しながら、人命を救うという一点に向かって集中する協同と協調の任務である。したがって個々の従事者には高水準の資格、技能、判断力が求められると同時に、個人および組織のレベルで相互の連絡、調整、協力が不可欠となる。

　これらの協調態勢に欠けるところがあれば、任務の遂行に齟齬をきたすばかりでなく、ドクターヘリの最も基本となる飛行の安全を維持することも難しくなる。とりわけヘリコプターの救急飛行は、長時間の待機をしているところへ不意に出動要請がかかり、一刻を争って未知の場所に飛んでゆかねばならない。一緒に乗り組むクルーは、航空の専門家ばかりではない。にもかかわらず誰もが乗員の一員として、自らの安全確保はもとより、飛行の安全にも重要な役割を果たさねばならない。

　ドクターヘリの任務は、出動のたびごとに状況が異なる。そのうえ飛行場以外の空き地、広場、グラウンド、道路、河川敷など、必要に応じてどこへでも降りてゆく。そこには、あらかじめ消防や警察による群衆整理や道路規制などの安全対策がほどこされているとはいえ、常に第三者と触れ合う場所である。しかも時間に追われるため、十分な安全対策が整っているとは限らない。

　このガイドラインは、そうした危険と隣り合わせの環境下で実施しなければならないドクターヘリ事業が安全かつ円滑に遂行され、目的が達成できるよう安全確保のための基本事項を整理し、関係者の参考に供するものである。各事業体にあっては、このガイドラインを参考とし、それぞれの実情に合わせて安全指針を策定し、実行に移されるよう強く要望する。

　2007年10月1日

日本航空医療学会　安全推進委員会

人は誰でも間違える。
しかし、間違いを防ぐこともできる。

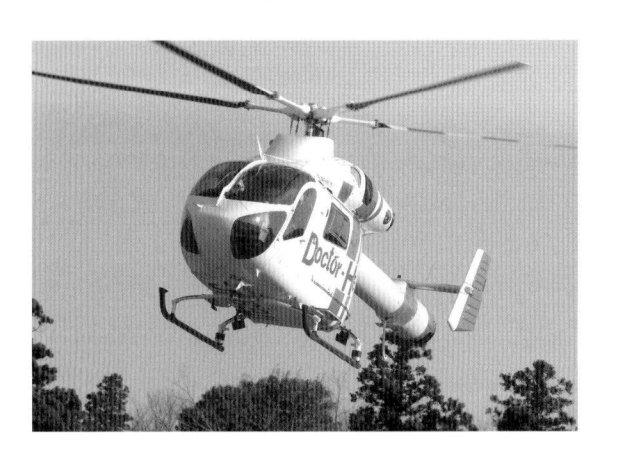

第1章
ドクターヘリ従事者の安全指針

　本章では、ドクターヘリ従事者の安全確保のために推奨される事項を具体例として示す。実際に遵守すべき規定は個々の事業体の中で定めるものとする。

1 医　師

(1) 資格と経験
　　ドクターヘリの業務に従事する医師は、以下のような資格と経験を有することが望ましい。

- 救急専門医（＝救急認定医）、もしくはその資格を取得できる水準の救急の知識と技術を有すること。
- 日本航空医療学会のドクターヘリ講習会で講義されている航空医学の基礎知識、救急現場およびドクターヘリ内で行う医療の特殊性を理解していること。
- ドクターヘリに使われるヘリコプターの基本的な知識を、日本航空医療学会のドクターヘリ講習会等で取得していること。
- ドクターヘリ業務の遂行に必要な情報伝達のための無線資格として、消防無線、医事無線、防災無線を運用するのに必要な免許（第3級陸上特殊無線技師の資格）を取得していること。
- 自らのドクターヘリ事業が担当する地域の病院前救急医療体制を理解していること。さらに、その地域のメディカル・コントロール体制を理解していること。
- CRM（Crew Resource Management）の基本的な指導を受けていること。

(2) 訓練研修
- ドクターヘリに搭乗する医師は乗員としての位置付けを自覚し、飛行の安全

に必要な事項について教育訓練を受けるものとする。
- 教育訓練の内容は、全日本航空事業連合会ヘリコプター部会ドクターヘリ分科会の作成した「ドクターヘリに搭乗勤務する医療従事者の運航安全教育」（付表1）に基づくものとする。
- 以上の資格、知識、技術を維持するために、定期的な訓練研修を受けることが望ましい。そのため各ドクターヘリ運航施設および担当地域の消防機関や医療機関が主催する航空医療、救急医療、病院前医療に関連した訓練や研修会に参加する。具体的には、各ドクターヘリ運航地域で主催するドクターヘリ検証会、消防機関との合同訓練、ドクターヘリ運航施設内定例ミーティング・症例検討会等がある。

(3) 日常の安全
- ブリーフィング——搭乗勤務の当日は、朝の業務開始時に安全ブリーフィングに参加する。
- 個人装備——不燃性の飛行服、ヘルメット、安全靴を身につけ、必要により無線機、携帯電話を持つ。
- ヘリコプターの乗降に際しては、機体後方へ近づかない。またステップを踏み外さないように注意する。
- 座席に着いたらドアが確実に閉まっているか確認する。
- 機外の見張り——飛行中の機内では、救急患者の治療や看護に手を取られている場合を除き、機外を見張り、他の飛行物体を見つけたときは機長へ知らせる。
- 機内の異常や着陸時の飛散物など、不安全事項に気づいたときは直ちに機長へ知らせる。
- 感染予防——スタンダード・プレコーションの基準に従う。たとえば次の通り。
  - 患者に接触する前と接触した後は可能な限り手を洗う（擦式手指消毒剤を含む）。
  - スタンダード・プレコーションのための手袋、マスク、ゴーグル、ガウンは機内に常備し、必要時に装着する。
  - B型肝炎、C型肝炎の抗体検査をしておく。
  - 結核疑いの患者搬送などにあたっては、N-95マスクを装着する。

- ・ディスポーザブル製品を使用する。
- ・使用した注射針は専用の針入れに捨てる。
- ・ヘリコプター機内を血液・体液・吐物・排泄物で汚染しないようにする。汚染した場合は速やかに清掃する。
- ●救急現場に着陸後、ローター回転中は姿勢を低くして外へ出る。
- ●斜面に着陸したときは、一方のローターが低くなっているため、整備士の誘導に従い安全なドアから降りる。
- ●救急現場での安全確保
  - ・救急現場で活動中はヘルメットを装着し、二次災害の予防に努める。
  - ・救急現場では、壊れた車や建物の残骸、流れ出した油脂類、火炎などで、転倒したり負傷したりしないよう注意する。
  - ・患者に使用した医療物品のゴミを片付け、飛散物がないようにして、ローターへの巻き込みを予防する。
- ●患者をヘリコプターに乗せるときは、ストレッチャーに確実に固定する。可能ならば患者にヘッドセットを装着する。
- ●付き添い者、関係者が搭乗するときは、シートベルトとヘッドセットの装着が確実にできているか確認する。ドアの取っ手や機内のものに触れないように注意する。
- ●飛行中は可能な限りシートベルトおよびヘルメットを着用する。
- ●患者の安全──飛行中に患者の体動が激しいときは、ストレッチャーへの固定を確認する。
- ●患者の病状変化──飛行中に患者の病状が変化し、連絡が必要な場合は速やかに医療業務用無線などで状況を連絡する。
- ●酸素設備──取り扱いには細心の注意を要する。出動後は必ずバルブを閉にする。また油脂類が付着していると発火や静電気(ほこり・粉塵)による爆発のおそれがあるので注意する。火気は厳禁。
- ●除細動器──機内では機長の了解を得てから使用する。使用に際しては感電しないように気をつけ、酸素を遠ざける。火気は厳禁。
- ●緊急事態への対処──ヘリコプターの緊急事態にそなえて、緊急脱出の方法、緊急遭難信号の方法などの訓練を受け、安全を確保する。(第2章「緊急事態への対処」参照)

- 飛行後の検討会——運航関係者の間で開かれるミーティングや検討会に出席して、運航の状況を振り返り、必要に応じて改善を図る。
- 発言と行動——操縦士などの運航従事者にプレッシャーをかけるなど、安全運航の妨げとなり得る発言や行動を差し控える。
- 安全情報の報告——ドクターヘリの活動中に不安全事項が発生したときは、所定の手続きに従って社内、病院、航空局、日本航空医療学会などへ報告し、今後のインシデント防止に努める。

以上の注意事項を、付表3の日常業務点検表によって再確認し、安全を確保する。

2 看護師

(1) 資格と経験

ドクターヘリの業務に従事する看護師は、以下のような資格と経験を有することが望ましい。

- 看護師経験5年以上、救急看護経験3年以上、または同等の能力があること。リーダーシップがとれること。
- ACLSプロバイダーおよびJPTECプロバイダー、もしくは同等の知識と技術を有すること。
- 日本航空医療学会が主催するドクターヘリ講習会を受講していること。
- ドクターヘリ業務の遂行に必要な情報伝達のための無線資格として、消防無線、医事無線、防災無線を運用するのに必要な免許（第3級陸上特殊無線技師の資格）を取得していること。
- 自らのドクターヘリ事業が担当する地域の病院前救急医療体制を理解していること。さらに、その地域のメディカル・コントロール体制を理解していること。
- CRM（Crew Resource Management）の基本的な指導を受けていること。

(2) 訓練研修
- ドクターヘリに搭乗する看護師は乗員としての位置付けを自覚し、飛行の安全に必要な事項について教育訓練を受けるものとする。
- 教育訓練の内容は、全日本航空事業連合会ヘリコプター部会ドクターヘリ分科会の作成した「ドクターヘリに搭乗勤務する医療従事者の運航安全教育」（付表1）に基づいて行う。
- 以上の資格、知識、技術を維持するために、定期的な訓練研修を受けることが望ましい。そのため各ドクターヘリ運航施設およびその地域の消防機関や医療機関が主催する航空医療、救急医療、病院前医療に関連した訓練や研修会に参加すること。具体的には各ドクターヘリ運航地域で主催するドクターヘリ検証会、消防機関との合同訓練、ドクターヘリ運航施設内定例ミーティング・症例検討会等がある。

(3) 日常の安全
- ブリーフィング——搭乗勤務の当日は、朝の業務開始時に安全ブリーフィングに参加する。
- 個人装備——不燃性の飛行服、ヘルメット、安全靴を身につけ、必要により無線機、携帯電話を持つ。
- ヘリコプターの乗降に際しては、機体後方へは近づかない。またステップを踏み外さないように注意する。
- 座席に着いたらドアが確実に閉まっているか確認する。
- 飛行中は可能な限りシートベルトとヘルメットを装着する。
- 機外の見張り——飛行中の機内では、救急患者の治療や看護に手を取られている場合を除き、機外を見張り、他の飛行物体を見つけたときは機長へ知らせる。
- 機内の異常や着陸時の飛散物など、不安全事項に気づいたときは直ちに機長へ知らせる。
- 感染予防——スタンダード・プレコーションの基準に従う。たとえば次の通り。
  ・患者に接触する前と接触した後は可能な限り手を洗う（擦式手指消毒剤を含む）。
  ・スタンダード・プレコーションのための手袋、マスク、ゴーグル、ガウン

は機内に常備し、必要時に装着する。
- ・B型肝炎、C型肝炎の抗体検査をしておく。
- ・結核疑いの患者を搬送するときは、N-95マスクを装着する。
- ・ディスポーザブル製品を使用する。
- ・使用した注射針は専用の針入れに捨てる。
- ・ヘリコプター機内を血液・体液・吐物・排泄物で汚染しないようにする。汚染した場合は速やかに清掃する。

●救急現場に着陸後、ローター回転中は姿勢を低くして外へ出る。
●斜面に着陸したときは、一方のローターが低くなっているため、整備士の誘導に従い安全なドアから降りる。
●救急現場での安全確保
- ・救急現場で活動中はヘルメットを装着し、二次災害の予防に努める。
- ・救急現場では、壊れた車や建物の残骸、流れ出した油脂類、火炎などで、転倒したり負傷したりしないよう注意する。
- ・患者に使用した医療物品のゴミを片付け、飛散物がないようにして、ローターへの巻き込みを予防する。

●患者をヘリコプターに乗せるときは、ストレッチャーに確実に固定する。可能ならば患者にヘッドセットを装着する。
●付き添い者、関係者が搭乗するときは、シートベルトとヘッドセットの装着が確実にできているか確認する。ドアの取っ手や機内のものに触れないように注意する。
●患者搬送中は、治療・看護のためにシートベルトを装着できないことがあるが、ヘルメットの装着は確実に行う。シートベルトも可能な限り装着する。
●患者の安全――飛行中に患者の体動が激しいときは、ストレッチャーへの固定を確認する。
●患者の病状変化――飛行中に患者の病状が異常に変化したときは、緊急無線連絡を行う。
●酸素設備――取り扱いには細心の注意を要する。出動後は必ずバルブを閉にする。また油脂類が付着していると発火や静電気(ほこり・粉塵)による爆発のおそれがあるので注意する。火気は厳禁。
●除細動器――機内では機長の了解を得てから使用する。使用に際しては感電

しないように気をつけ、酸素を遠ざける。火気は厳禁。
- 緊急事態への対処——ヘリコプターの緊急事態にそなえて、緊急脱出法、緊急遭難信号など、緊急事態に対する対処方法について訓練を受け、安全を確保する。（第2章「緊急事態への対処」参照）
- 飛行後の検討会——運航関係者の間で開かれるミーティングや検討会に出席して、運航の状況を振り返り、必要に応じて改善を図る。
- 発言と行動——操縦士などの運航従事者にプレッシャーをかけるなど、安全運航の妨げとなり得る発言や行動を差し控える。
- 安全情報の報告——ドクターヘリの活動中に不安全事項が発生したときは、所定の手続きに従って社内、病院、航空局、日本航空医療学会などへ報告し、今後のインシデント防止に努める。

以上の注意事項を、付表3の日常業務点検表によって再確認し、安全を確保する。

3 操縦士

(1) 資格と経験

- ドクターヘリに乗務する操縦士は、全日本航空事業連合会の定める資格と経験を有するものとする。現状では2,000時間以上のヘリコプター操縦飛行経験、および当該機種について50時間以上の操縦経験ならびに機長としての資格を有すること。
- ドクターヘリ業務の遂行に必要な情報伝達のための無線資格として、消防無線、医事無線、防災無線を運用するのに必要な免許（第3級陸上特殊無線技師の資格）を取得していることが望ましい。
- 救急患者搬送、救難救助、低空飛行、山岳飛行、洋上飛行などの特殊飛行経験を有することが望ましい。
- 日本航空医療学会が主催するドクターヘリ講習会を受講し、修了していること。

(2) **訓練研修**
- ドクターヘリに乗務する操縦士は、「ドクターヘリ運航従事者の訓練研修要綱」（付表2）に基づいて訓練研修を受けるものとする。

(3) **日常の安全**
　ドクターヘリに乗務する操縦士は、航空法上の安全規則および運航規程の定めに基づいて日常業務にあたるものとする。具体的には以下の通り。

- 勤務時間──各運航会社が国土交通大臣の認可を受けた「運航規程」の定めによる。
- 待機開始時のブリーフィング──機長は医師、看護師を含むクルー全員に対して、当日の運航可能範囲や運航上の注意点等に関するブリーフィングを行い、細部の情報について全員が共通の認識を持つようにする。
- 出動基準──原則として昼間VFRとし、強風等により気流が著しく悪い場合は中止する。また雷の発生時は出動を控える。
- 天候確認──ドクターヘリの出動は、要請と同時に行動を起こすことになる。そのため天候チェックは待機中から常に頻繁に行い、最新の情報を把握しておく必要がある。また確認した天候情報は、出動要請時に対応するCSとの間で相互に同じ認識を持つようにする。
- シートベルトの着用──乱気流や緊急時に備えて飛行中は常に着用する。離着陸時には搭乗者全員の着用を再確認する。
- 飛行中はヘルメットを着用する。
- 飛行中の判断──天候が悪化傾向にあるときは細心の注意が必要であり、飛行不可の決断を躊躇してはならない。飛行中に経路上の天候が悪化した場合は、迂回経路を選定したり、ランデブー地点または着陸地点の変更など代替案を検討する。
- 天候悪化のために有視界飛行が維持継続できないと判断したときは直ちに、引き返すか着陸地点を変更するなどの代替手段に切り替える。
- 低空飛行や計器飛行へ、安易に移行してはならない。
- 無線設備による情報共有
　運航会社の社内無線……運航監視、運航調整、気象情報、他機の運航情報等

  消防無線……………………支援隊や関係者によるランデブー地点または着陸地
            点の安全確保状況、患者情報
  医療業務用無線……………患者情報
  防災相互波…………………高速道路着陸に対する関係者の情報共有
● 地上支援者への連絡──着陸にあたって支障がある場合（砂塵が舞い上がる、障害物の除去や人的被害の発生の防止、着陸場所の変更等）は速やかに無線や機外スピーカー等を利用し、対策を講じるよう消防等の地上支援者に依頼する。
● 感染予防──スタンダード・プレコーションの基準に従う。たとえば次の通り。
 ・患者に接触する前と接触した後は可能な限り手を洗う（擦式手指消毒剤を含む）。
 ・スタンダード・プレコーションのための手袋、マスク、ゴーグル、ガウンは機内に常備し、必要時に装着する。
 ・B型肝炎、C型肝炎の抗体検査をしておく。
 ・結核疑いの患者を搬送するときは、N－95マスクを装着する。
 ・ディスポーザブル製品を使用する。
 ・ヘリコプター機内を血液・体液・吐物・排泄物で汚染しないようにする。汚染した場合は速やかに清掃する。
● 飛行前後点検──機体の状況については、飛行前後の点検など、常に注意を払い、異常または不具合の発生に気をつける。
● 疲労──操縦士として、飛行業務および地上業務が過度になって疲労を招かないように注意し、必要に応じてクルーの間で役割を分担する。
● 飛行後のミーティング──実施した飛行について運航クルー、医療クルーおよびCSの全員で振り返り、必要に応じて改善を図る。
● 安全情報の報告──ドクターヘリの活動中に不安全事項が発生したときは、所定の手続きに従って社内、病院、航空局、日本航空医療学会などへ報告し、今後のインシデント防止に努める。

 以上の注意事項を、付表3の日常業務点検表によって再確認し、安全を確保する。

4 整備士

(1) **資格と経験**
- ドクターヘリ業務に従事する整備士は、全日本航空事業連合会の定める資格と経験を有するものとする。現状では5年以上の実務経験、ならびに当該機種または同等以上の機種について3年以上の整備実務経験を有すること。
- ドクターヘリ業務の遂行に必要な情報伝達のための無線資格として、消防無線、医事無線、防災無線を運用するのに必要な免許(第3級陸上特殊無線技師の資格)を取得していることが望ましい。
- 日本航空医療学会の主催するドクターヘリ講習会を受講し、修了していること。

(2) **訓練研修**
- ドクターヘリ業務に従事する整備士は、「ドクターヘリ運航従事者の訓練研修要綱」(付表2)に基づいて訓練研修を受けるものとする。

(3) **日常の安全**
　ドクターヘリに従事する整備士は、整備規程の定めによる航空整備業務のほか、現場へ出動するヘリコプターに乗り組む場合は、以下の安全基準に基づいて業務にあたるものとする。

- 機体整備——日々の飛行前後点検、定時点検(計画整備)、不具合発生時の点検整備などを確実に行い、機体の安全を確保する。機体の保護、夜間整備、荒天時の避難などの必要があれば、機体を格納する。
- 操縦支援——操縦士が過度のワークロードにならぬよう、無線操作、スイッチ類の操作、ナビゲーション補助、機外の見張りなどを行う。また、飛行中に気象条件その他の条件が変わって、飛行経路を変更したり拠点基地へ引き返す必要があると思われるときは、そのことを操縦士へ助言する。
- 無線操作——運航会社の社内無線、消防無線、医療業務用無線などによってヘリコプターと地上関係者との連絡調整にあたる。
- 地上支援者への連絡——着陸にあたって支障がある場合(砂塵が舞い上がる、障害物の除去や人的被害の発生の防止、着陸場所の変更等)は速やかに無線

や機外スピーカー等を利用し、対策を講じるよう消防等の地上支援者に依頼する。
- 感染予防――スタンダード・プレコーションの基準に従う。たとえば次の通り。
  ・患者に接触する前と接触した後は可能な限り手を洗う（擦式手指消毒剤を含む）。
  ・スタンダード・プレコーションのための手袋、マスク、ゴーグル、ガウンは機内に常備し、必要時に装着する。
  ・B型肝炎、C型肝炎の抗体検査をしておく。
  ・結核疑いの患者を搬送するときは、N－95マスクを装着する。
  ・ディスポーザブル製品を使用する。
  ・ヘリコプター機内を血液・体液・吐物・排泄物で汚染しないようにする。汚染した場合は速やかに清掃する。
- 飛行後のミーティング――実施した飛行について運航クルー、医療クルーおよびCSの全員で振り返り、必要に応じて改善を図る。
- 安全情報の報告――ドクターヘリの活動中に不安全事項が発生したときは、所定の手続きに従って社内、病院、航空局、日本航空医療学会などへ報告し、今後のインシデント防止に努める。

以上の注意事項を、付表3の日常業務点検表によって再確認し、安全を確保する。

5 運航管理担当者（CS）

(1) 資格と経験

- ドクターヘリ業務に従事する運航管理担当者（CS：Communication Specialist）は、航空機の運航業務について2年以上の実務経験を有すること。
- ヘリコプターとの通信のみならず、消防機関、医療機関など外部機関との通信、連絡、調整に習熟していること。

(2) **訓練研修**
- ドクターヘリ業務に従事するCSは、「ドクターヘリ運航従事者の訓練研修要綱」(付表2)に基づいて訓練研修を受けるものとする。

(3) **日常の安全**
　ドクターヘリに従事するCSは、航空法上の安全規則に加えて、以下の安全基準にも基づき、業務にあたるものとする。

- 待機開始時のミーティング、ブリーフィングの実施——当日の運航可能範囲や運航上の注意点等について、すべてのクルー(医師、看護師を含む)の共通認識が重要である。
- 気象情報——飛行担当地域の気象情報に関しては常に把握し、飛行の可否について判断しておく。
- 操縦士への助言——ドクターヘリ出動の要請が出たならば、気象情報を再確認し、飛行の可否を操縦士に伝える。天候の悪化が懸念されるようなときは、機長の相談に乗って助言する。
- 飛行監視——ドクターヘリの出動中はヘリコプターの状況を把握するため、無線交信または携帯電話等で確認、もしくは消防機関等への問い合わせによって状況把握に努める。
- ヘリコプターの飛行中は、無線交信によって定期的に現在位置や飛行状況を確認する。そのためヘリコプターとの交信は頻繁に行い、原則として10分以上の間隔をあけてはならない。
- 情報伝達——ヘリコプターには必要に応じて気象情報を伝え、天候の悪化が想定されるときは飛行の中止その他の代替案について機長に助言する。
- 異常事態発生時——ヘリコプターの飛行中に異常事態もしくは緊急事態が発生したときは、運航会社内をはじめ、消防、警察、航空局、病院その他の関係機関に通報し、連絡、調整にあたる。ただし無線交信はヘリコプターとの交信を最優先とする。
- 飛行後のミーティング——実施した飛行について運航クルー、医療クルーおよびCSの全員で振り返り、必要に応じて改善を図る。
- 安全情報の報告——ドクターヘリの活動中に不安全事項が発生したときは、

所定の手続きに従って社内、病院、航空局、日本航空医療学会などへ報告し、今後のインシデント防止に努める。

以上の注意事項を、付表3の日常業務点検表によって再確認し、安全を確保する。

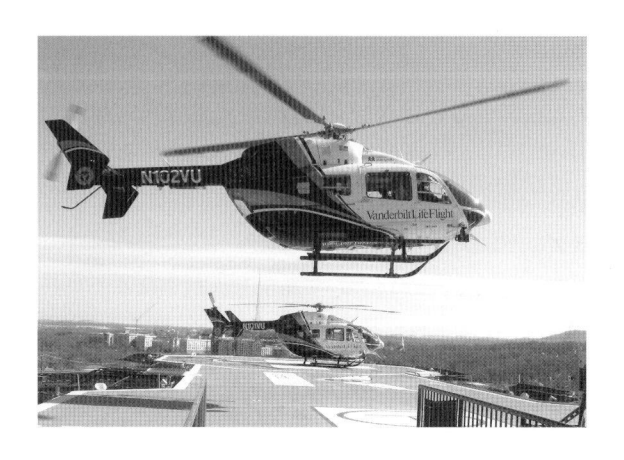

第2章
緊急事態への対処

　本章では、ドクターヘリに使用されているヘリコプター自体が緊急事態におちいった場合の対策および対応について述べる。

1 緊急事態とは

　航空機の運航における緊急事態とは次のような場合をいう。

- 火災や重大な故障あるいは飛行を継続できないような構造的な損傷が生じた場合。
- 燃料の欠乏。
- ハイジャックなどによる不当な航空機占拠。
- これらの事態や他の事態が複合して発生し、航空機または乗員乗客に重大な危難が生ずるか、生ずる恐れがあると認められる場合。

　こうした緊急事態が発生した場合、機長は航空法第74条（危難の場合の処置）により、機内の搭乗者に対し、避難の方法その他安全のため必要な事項を命令することができる。また機長は航空法第75条（機長の危難防止の義務）により、搭乗者もしくは地上または水上の人または物件に対する危難防止のため必要な手段をつくさなければならない。

2 飛行中の緊急事態

（1）重大な故障

ヘリコプターの飛行中に火災や重大な故障、あるいは構造的な損傷が生じた場合、飛行規程に定める非常操作手順によって、次の3段階の処置をとる。

①直ちに着陸──文字通り直ちにヘリコプターを着陸させる。
②できるだけ早く着陸──安全な着陸ができる最も近い場所に着陸させる。
③近くのヘリポートに着陸──ただし飛行の延長は好ましくない。

　これら3段階のうち、①は最も余裕のない緊急事態で、たとえば両エンジンの故障、トランスミッション・オイルの損失やオイル・ポンプの故障などで潤滑ができなくなった状態、キャビン内の火災発生、もしくは機長が緊急事態を宣言したときなどを指す。

(2) ハイジャック
　ドクターヘリでは、ハイジャックを目的とした人物が初めから乗り込んでくることは考えにくい。しかし自損事故を起こした自殺志願者のような人物が、搬送中に自暴自棄的に危害を加えてくることもないとはいえない。特にドクターヘリの性格上、ドクターバックの中には鋭利な刃物やはさみなどがあるので、その管理は十分になされるべきである。

3 緊急事態発生時の対処

(1) 機長が不時着を決心した場合
（1-1）運航クルーの行動
● 機長は緊急事態を宣言し、不時着を決心したことを搭乗者全員に伝える。
● 関係機関へ緊急事態発生を連絡する。
● 火災発生の場合は、酸素バルブをOFFにして使用を中止、消火作業にあたる。
● 着水する場合は救命胴衣を着用する。
● シートベルトの装着を再確認する。
● 衝撃緩衝姿勢をとる。
● 接地後はエンジンを停止、電源を切断する。

- 機長の指示により患者、乗員の脱出を支援する。
- 緊急処置終了後は、速かに機体から離れる。

（1-2）医療クルーの行動
- 座席に着き、シートベルトを装着する。
- 機内の飛散物を固定する。
- 火災発生の場合は、酸素バルブをOFFにして使用を中止、消火作業にあたる。
- 着水する場合は救命胴衣を着用する。
- 自分と患者のシートベルト装着を再確認する。
- 衝撃緩衝姿勢をとる。
- 運航クルーが負傷したり意識をなくしたりして動けないときは、エンジンを停め、電源を切る。
- 患者、付き添い人の脱出を支援する。
- 緊急処置終了後は、機体から離れる。

（1-3）不時着機からの脱出
- ヘリコプターが緊急事態におちいって不時着した場合、搭乗者は速かに機体から脱出する。脱出にあたっては通常のドア、もしくは非常口を使用する。最寄りのドアが開かないときは他のドアからも脱出できるよう、ふだんから訓練しておく。
- 緊急脱出は、暗闇の中でもできるよう訓練しておく。
- 不時着したヘリコプターのエンジンは、運航クルーが切る。ただし運航クルーが負傷や意識不明のために操作できないときは、医療クルーが代わってエンジンを切る。そのためには、あらかじめ訓練を受けておく必要がある。
- 脱出は静かに落ち着いて行う。脱出時の死傷はパニックによって生じることが最も多い。
- 脱出にあたっては、脱出そのものが最優先だが、場合によっては機内および機体周囲で消火器を使うことも考え、その訓練をしておく。
- 不時着した機体から脱出した後、ときには助けのないまま、山中で何日間も生き延びなければならないことがあるかもしれない。飛行地域によって、任務によって、そのようなことが考えられる場合は、ヘリコプターに寝袋や非

常食を搭載しておく。
- 洋上飛行の可能性のある出動に際しては、あらかじめ救命胴衣の付け方について訓練を受ける。着水後はヘルメットを外す。なお着水訓練をしておくことが望ましい。

(2) ハイジャック

　ドクターヘリは、患者の身体的能力からして、ハイジャックなどは考えにくい。しかし、航空機に搭乗させる以上は航行の安全を考慮し、医療クルーによる初診時にこの点も踏まえた全身観察を行い、凶器となるものがあるなど異常があれば対処する。また、患者によっては服毒自殺を図ったものが比較的意識もはっきりしていて自暴自棄的な行動に出ないとは限らない。また通常の傷病者でも症状によっては精神的に不穏な状態になり、機内で暴れ出すこともあり得る。

　付き添い人についても同様の注意を払う必要がある。手術の承諾が必要な親族が同乗するとか、患者が小児であるなど、医療クルーが付き添い人の同乗が必要と判断した場合を除いては、むやみに同乗させるべきではない。

　ドクターヘリには、その性格上ドクターバックにメス、針、はさみなどが入っている。これらは凶器にもなり得るので、保管・管理は適切に行う必要がある。

　ハイジャックが発生した場合は次のように対処する。

(2-1) 運航クルーの行動
- 相手を刺激するような言動を慎み、冷静に対処する。
- 機長が操縦に専念できるようにする。
- トランスポンダーをハイジャックコードへ変更する。
- 機内の状況によっては緊急着陸を行う。

(2-2) 医療クルーの行動
- 相手を刺激するような言動を慎み、冷静に対処する。

4 緊急時の連絡体制

　緊急事態に対処するための連絡体制は、あらかじめ各運航拠点ごとに整えておかなければならない。

(1) ドクターヘリからの連絡
- ドクターヘリには通常の航空無線のほか、ATCトランスポンダー（自動管制応答装置）、ELT（緊急位置通報装置）などが搭載されている。最近は消防無線や医療用無線も搭載されているので、あらゆる手段を使って自分の機体が緊急事態に陥っていることを外部に連絡する。
- 不時着後はELTや非常信号灯を使って所在地を知らせる。
- これらの緊急連絡は、運航クルーはもちろん、医療クルーも操作できるようにマニュアルを作成し、使用訓練をしておく。

(2) 運航管理担当者（CS）からの連絡
- 緊急事態発生時の対処についてはマニュアルを作成し、運航管理担当者の見やすい場所に掲示しておく。
- ドクターヘリ運航地域の警察、消防、管轄の航空局、海上保安庁などの連絡先の把握、事案発生時の連絡手順を確立しておく。
- 事故発生地点について、警察などの外部機関から問い合わせを受けた場合の対処方法を確立しておく。
- 緊急対処の訓練を繰り返し行う。

5 緊急事態対処の準備

(1) マニュアルの作成
- 緊急事態対処のためのマニュアルは、各運航拠点ごとにヘリコプターの機種、運航条件、飛行規程、運航規則などに則って作成しておかなくてはならない。
- マニュアルは運航スタッフと医療スタッフの全員に配布し、運航管理室には対処手順や連絡先一覧表などを掲示する。

- マニュアルの中には報道機関への対応の仕方も定めておく。
- マニュアルは運航現場のみならず、ヘリコプターの機内、病院、運航会社でも容易に閲覧できるようにしておく。

(2) **緊急事態の対処訓練**
- ドクターヘリ従事者は緊急事態発生に即応できるよう、緊急時の対処訓練を繰り返し実施する。
- 火災が発生した場合の対処──消火器や酸素ボンベの取り扱い、クルー間の連携。
- 緊急連絡体制──各種の無線、ELT装置や非常信号灯の取り扱い。CSの緊急連絡体制。
- 不時着時の対処──非常脱出、救命胴衣など救急用具の取扱い、エンジン停止、電源オフなど。
- ハイジャック対処──緊急連絡方法、クルー間の連携。
- 各運航拠点では、期間や頻度を定めて、緊急事態の対処訓練を繰り返し実施する。

(3) **救急用具**
- 救急用具は航空法施行規則第150条（付表4）に従って装備する。
- 運航地域によっては、それぞれの状況に応じて、法規以外の救急用具も装備する。たとえば離島の救急搬送が多い拠点では、救命胴衣、救命ボート、緊急用フロートなどを搭載する。

6 悪天候時の対応

　悪天候への遭遇は、それだけでは緊急事態とはいえないが、場合によっては緊急事態に準ずる事態であるともいえる。ドクターヘリが出動中、一見天候が良さそうに見えても天候の急変により飛行の継続が難しくなる場合がある。そのような場合には、付近の飛行場やヘリポートあるいは場外離着陸場に一時的に予防着陸を行い、天候の回復を待つことも可能である。しかし、山岳地帯の

飛行により適地が見つからない場合でも不時着陸を決断し、また洋上を飛行している場合はやむを得ず計器飛行に移行して状況によっては不時着水を決行しなければならない場合がある。

　飛行可否に関する気象条件の設定は、運航会社の規定によるが、判断が難しい場合も予想される。その判断にあたって機長は自分で思い込むことなく、過度な使命感に捉われず、CSからの助言や可能ならば公共機関の無線施設を利用して気象状態の見通しについての情報を得るなど、正しく状況を認識して冷静に行動しなければならない。

　いずれにしても飛行計画の前に、悪天候に遭遇しないような気象判断が重要である。

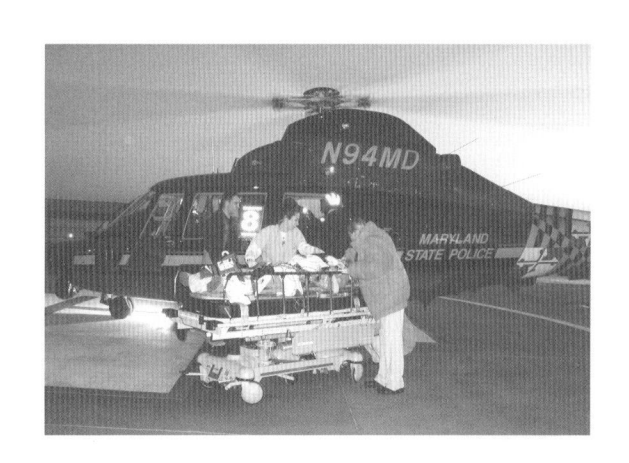

第3章 インシデント・リポート

1 目　的

　インシデント・リポートは、ドクターヘリの運航において発生したインシデントについて、関係者の全員が情報を共有し、対策を講じることにより、重大なミスや事故を未然に防止することを目的とする。

2 概　要

　インシデントとは、重大事故に至る可能性がある事態が発生し、なおかつ実際には事故につながらなかった潜在的事例をいう。航空法第76条の2では、「事故が発生するおそれがあると認められる」事態とされ、このような重大インシデントが発生したときは、機長は国土交通大臣に報告することが義務付けられている。

　ドクターヘリの場合は、その運航に支障となるような機材の故障、機能不良、航空事故や医療事故につながると思われる事案、従事者が受傷するような事案とし、これらに関する情報を収集し、分析、検討することにより所要の対策を取り、将来の安全確保に資するものとする。そのため、これらの情報は、運航拠点において共有するとともに、ドクターヘリ関係機関——病院、運航会社、航空機メーカー、医療機器関係会社に提供し対策や改善を促すための資料とする。

3 報告を要するインシデント

(1) インシデントの範囲
- 爆発、火災、煙、異臭および有毒ガスの発生。
- ドクターヘリ運航に係る機体、装備品または構成部品の破損、機能不良、欠陥。
- 酸素供給系統の不作動。
- 医療器具の2以上の不作動、代替機器の不作動により医療行為に支障があった場合。
- 患者に危険を及ぼすような機内での物品の落下や衝突。
- 目的地以外への着陸（CSの指示と異なる場所に着陸した場合、予防着陸、不時着）。
- ドクターヘリの任務に関連して発生したドクターヘリのクルーその他の人員の負傷。
- 搬送中の患者の落下。
- 感染被ばくの発生。
- その他、ドクターヘリの運航上教訓となる事案。

(2) 報告の様式
　報告の様式は付表5の通りとする。ただし報告者の都合により、必要事項が記載され得る範囲内において修正してもよい。

(3) 報告の時期
　前(1)項に示すインシデント事案が発生してからできるだけ早い時期に提出する。

(4) 報告の方法
　ファクシミリまたはメールによる。

(5) 報告先
　日本航空医療学会　事務局
　住　所：〒232-0024　横浜市南区浦舟町4－57

横浜市立大学医学部附属市民総合医療センター高度救命救急センター内
ＴＥＬ：045-261-5656（内線2000）　ＦＡＸ：045-253-5350
メール：jsas@urahp.yokohama-cu.ac.jp

4 インシデント・リポート集

(1) 内　容

日本航空医療学会は、受領したインシデント・リポートの内容を吟味、選択し、内容によって分類掲載するほか、必要に応じて次の事項も記載する。

- 受領報告数
- 関連機関への対策要請状況
- ドクターヘリ運航上教訓となるような事項
- 事故についての情報（事故状況、調査結果等）

ただし、報告された内容のうち、航空機の登録記号、運航拠点、所属、報告者氏名に関する情報は掲載されない。

(2) 公表頻度

日本航空医療学会の機関誌発行にあわせる。

(3) インシデント・リポートの入手方法

日本航空医療学会機関誌の購入による。

(4) 参考事項

インシデント・リポートの提出を求めるため、本ガイドラインの発行後は日本航空医療学会より理事長名をもって、各ドクターヘリ事業体その他の関係者へ要請文書を送付し、その徹底をはかる。

【付表 1】

ドクターヘリに搭乗勤務する医療従事者の運航安全教育

座学訓練：4 時間			
	項　目	細　目	備　考
ヘリコプター基礎	1. ヘリコプター基礎編	(1) ヘリコプター全般 　① 飛行原理 　② 基本構造と機能 (2) ヘリコプター特性 　① 機外騒音 　② 機内騒音 　③ 振動 　④ ダウンウォッシュ 　⑤ 気象条件／有視界飛行	
	2. ヘリコプターと関連法	(1) 総論 (2) 航空法 (3) その他 　① 搬送引継ぎ時の責任分岐点 　② 医療事業と航空運送事業	
	3. ヘリポートの種類と運用	(1) ヘリポートの種類 (2) ドクターヘリ運航とヘリポート (3) ヘリポートの基礎用語 (4) 基地病院ヘリポート	
	4. 飛行と気象条件資格と業務内容	(1) 飛行と気象条件 (2) 操縦士、整備士、運航管理担当者の資格と業務内容	
	5. 安全上の役割分担	(1) CRM (2) 飛行中の見張り	
ドクターヘリ	1. 運航実施要領	(1) ドクターヘリ運航実施要領概要 (2) 要請・出動指示フロー	
	2. 資格要件	(1) ドクターヘリ運航会社及び運航従事者の経験資格	
	3. ドクターヘリ仕様機の概要	(1) 機体概要 【＊現行運用機種（BK117、EC135、MD902）現況と特筆事項】 (2) 搭載医療機器等	
	4. 諸外国先進事例	【＊被訓練者に対し、米国・欧州等先進事例資料配布、自己学習】	

座学訓練（つづき）			
	項目	細目	備考
緊急連絡体制	1. 緊急連絡体制	(1) 航空機からの連絡 　① VHF無線機 　② レーダートランスポンダー 　③ ELT (2) 運航管理担当者（CS）の対応 (3) 航空局の対応 (4) 管制上の優遇措置	
	2. 非常用信号灯	(1) 非常用信号灯 　① 星火信号 　② 紅炎信号 　③ 発煙信号 (2) その他事項	
危険物	1. 航空危険物	(1) 航空法に定める危険物 　① 航空法施行規則第194条 　② ドクターヘリに搭載する可能性のある物 (2) 危険物を輸送する方法 　① 告示：別表18 　② 危険物輸送時の許容量他 (3) ドクターヘリへの適用規則 　① 航空法施行規則第194条2項4他 　② 捜索または救助を目的とする物件の持ち込み	
	2. 航空機内での携帯電子機器の使用	(1) ドクターヘリ内での携帯電子機器の使用について (2) 電磁干渉試験等	

実機訓練：2時間			
	項　目	細　目	備　考
機材の取扱い	1. 医療機材の取扱い	(1) ストレッチャーの取扱い (2) 搭載医療機器取扱い及び管理 (3) 酸素ボトルの取扱い及び管理	
	2. 緊急用機材の取扱い	(1) 非常用信号等 (2) 消火器	
機外編	1. ヘリポートにおける安全対策	(1) 立入禁止措置、注意喚起 (2) 飛散物等の排除 (3) 砂塵の影響と対策 (4) 救急車両の待機位置	
	2. ヘリコプターへ近づくタイミング、経路	(1) ダウンウォッシュ (2) 誘導、合図等基本事項 (3) 長尺物等、ローター接触の回避 (4) 機体への接近、離脱方法 (5) テールローター対策 (6) エンジン音等による精神的な影響	
機内編	1. シートベルト	(1) シートベルトの取扱い (2) 医療クルーの降機のタイミング	
	2. 安全上の役割分担	(1) CRM 　① 通常時 　② 緊急時 (2) 外部監視（見張り）	
	3. 緊急時の医療クルーの対応	(1) 緊急時の機内対応 　① 通常運航（患者未搭乗）時 　② 患者搬送中 (2) 医療クルーとしての行動 　① 着席、ベルト装着 　② 患者ベルトの点検、患者保護 　③ 機内飛散物の固定 　④ 消火器（火災対応） 　⑤ 酸素バルブOFF 　⑥ 着陸前のベルト着用再確認 　⑦ 衝撃緩衝姿勢 　⑧ 非常脱出口 　⑨ 機体からの待避	

【付表2】

ドクターヘリ運航従事者の訓練研修要綱

1．目　的

　　ドクターヘリ運航に係わる操縦士、整備士、CSが業務遂行上必要とされる知識等の習得のための訓練研修ガイドラインを作成し、安全で効率的なドクターヘリの運航を確保し、質的向上を目指すことを目的とする。

2．訓練研修

　　訓練研修は、初期訓練研修（エントリー）および定期的訓練研修（リカレント）とする。内容については、ドクターヘリ講習会を受講していることを前提とする。また、関連機関が行う訓練・研修会等に積極的に参加する。

（1）初期訓練研修（エントリー）
　　ドクターヘリ運航に初めて携わる運航スタッフが、ドクターヘリ業務を行うにあたり必要な知識等を習得するための訓練研修。別添資料による。
　1）概要および医学的知識
　2）救急運航に係わる知識
　3）業務研修
　4）審査

（2）定期的訓練研修（リカレント）
1）操縦士・整備士・CSの共通の定期訓練研修
　　ドクターヘリ運航に従事している運航スタッフが、一定期間ごとに受ける必要がある訓練研修。下記項目による他、別添資料の中から必要項目を選択し実施する。

①新しい運航関連知識及び運航業務に必要な知識のリフレッシュ
②異常および緊急時の対応
　ア．異常および緊急時における手順の確認
　イ．緊急連絡体制の確認
③ドクターヘリ運航時における不具合事例の検討
④CRM（Crew Resource Management）
⑤AMRM（Air Medical Resource Management）

2）ドクターヘリ操縦士の定期飛行訓練
　ドクターヘリ運航に従事している操縦士の定期飛行訓練は、上記1）の他に、以下の項目について定期飛行訓練を実施すること。
　ア．当該県ドクターヘリ運航基地、もしくは当該エリアにおける離着陸
　イ．夜間飛行
　ウ．異常操作及び緊急操作（意思決定を含む）
　エ．その他必要な科目

（3）**訓練・研修会等への参加**
　1）ドクターヘリ運航県で開催されているドクターヘリ検証会
　2）ドクターヘリ基地病院定例ミーティング・症例検討会
　3）消防機関等との合同訓練
　4）医療機関等が行う講習会
　5）日本航空医療学会
　6）その他の団体が実施する研修、講習会等

3．操縦士の訓練研修科目

科目	細目	内容
概要及び 医学的知識	・基礎座学	・ドクターヘリ事業の歴史 ・ドクターヘリ導入促進事業 ・運航会社の選定指針 ・救急医療体制とプレホスピタルケア ・ドクターヘリシステムの要点
	・医療関係	・管轄医療機関概要 ・医療用語 ・医学的知識 ・医師現場派遣基準 ・感染対策
救急運航に係わる 知識	・航空法 ・航空法施行規則 ・運航規程 ・運航業務実施規則	・救急運航 ・ドクターヘリ関連
	・場外離着陸場選定基準	・一般離着陸場 ・特殊地域における離着陸場 ・防災対応離着陸場 ・構築物上での離着陸場 ・その他高速道路等
	・各種運航要領	・各県ドクターヘリ運航実施要領 ・ドクターヘリ救急現場等運用要領 ・屋上場外離着陸場運航実施要領 ・冬季救急運航実施要領 ・感染防止及び感染対策要領
	・運航一般	・運航の流れ（要請から運航終了） ・管轄自衛隊及び空港事務所との調整事項 ・操縦士、整備士、CSの業務分担 ・CRM (Crew Resource Management) ・AMRM (Air Medical Resource Management) ・ドクターヘリの不具合事例
	・消防関係	・管轄消防機関概要 ・出動区域と場外離着陸場概要
	・機体装備品	・医療器材の基本的仕様 ・無線機器の取扱い ・機体装備品の取扱い ・機体持込医療備品の取扱い
	・緊急体制	・医療クルーと共同作業を伴う緊急操作 ・緊急連絡体制

科　目	細　目	内　容
業務研修	・基地病院研修	・救急医療実態見学 ・運航システム業務視察 ・運航基地研修 ・主要病院地上研修
	・同乗研修	・地図の判読 ・危険物、障害物の把握 ・気象特性 ・出動シミュレーション ・基地病院への離着陸 ・ヘリパッドへの離着陸 ・乗組員の連携 ・異常操作、緊急操作 ・緊急時の対応
審査		チェックアウト

4．整備士の訓練研修科目

科　目	細　目	内　容
概要及び 医学的知識	・基礎座学	・ドクターヘリ事業の歴史 ・ドクターヘリ導入促進事業 ・運航会社の選定指針 ・救急医療体制とプレホスピタルケア ・ドクターヘリシステムの要点
	・医療関係	・管轄医療機関概要 ・医療用語 ・医学的知識 ・医師現場派遣基準 ・感染対策
救急運航に係わる 知識	・航空法 ・整備規程 ・社内規程類	・航空法第81条の2の特例 ・場外離着陸場 ・整備規程（運用許容基準等） ・各種運航要領
	・ドクターヘリの整備業 　務及び運航一般	・ナビゲーション ・見張り業務 ・CRM ・AMRM ・出動要領 ・安全管理 ・ドクターヘリ不具合事例 ・現場救急隊とのコミュニケーション
	・医療器材の取扱い	・医療器材の取扱い ・酸素ボンベの取扱い ・搭載機材一般 ・基地ヘリポート管理
	・緊急体制	・医療クルーと共同作業を伴う緊急操作 ・緊急連絡体制
	・基地病院研修	・救急医療実態見学 ・運航システム業務視察 ・運航基地研修 ・主要病院地上研修
業務研修	・同乗研修	・出動シミュレーション ・乗組員の連携 ・緊急時の対応
審査		チェックアウト

5．CSの訓練研修科目

科　目	細　目	内　　容
概要及び 医学的知識	・基礎座学	・ドクターヘリ事業の歴史 ・ドクターヘリ導入促進事業 ・運航会社の選定指針 ・救急医療体制とプレホスピタルケア ・救急活動と通信システム ・ドクターヘリに関する基準等の整理 ・ドクターヘリ機体性能の把握
	・医療関係	・管轄医療機関概要 ・医療用語 ・医学的知識 ・医師現場派遣基準 ・感染対策
救急運航に係わる 知識	・当該県運航概要	・ドクターヘリシステムの歴史 ・ドクターヘリ導入促進事業について（運航要領等の確認） ・地形及び地名（市町村合併前との対比） ・消防機関と管轄市町村(本部・分署位置等の確認) ・地域の医療体制 ・空域と気象特性 ・隣接県のドクターヘリ導入促進事業について
	・運航関係概要	・通信システムの概要（機器、ソフトの操作方法） ・地域の航空管制 ・CS業務支援資料等の把握 ・医師派遣基準（医療用語の基礎知識、患者情報伝達要領） ・機体誘導要領（マップルの使い方） ・着陸許可取得要領(ランデブーヘリポート一覧表) ・搬送収容対象病院と対応ヘリポート（搬送病院連絡要領、場外離着陸場許可取得状況の確認） ・出動要請の特性 ・CS業務標準マニュアル(日報・出動記録の作成等) ・悪天候時及び緊急時における対応法 ・CRM ・AMRM ・ドクターヘリ不具合事例 ・補足事項（高速道路、自衛隊関係等）
	・緊急体制	・医療クルーと共同作業を伴う緊急操作 ・緊急連絡体制

科　目	細　目	内　　容
業務研修	・基地病院研修	・救急医療実態見学 ・運航システム業務視察 ・運航基地研修 ・主要病院地上研修
	・オリエンテーション	・ドクターヘリ実機の把握（医療器材の配置等） ・勤務要領 ・業務体制の確認（平日及び休日） ・スタッフとのコミュニケーション ・運航監視
	・実地研修	・事案検証―実出動 ・事案検証―過去の出動内容 ・地上からの地形慣熟 ・誘導訓練1（机上シミュレーション） ・誘導訓練2（誘導補助） ・誘導訓練3（実出動対応）
審査		最終確認（システム管理者） チェックアウト

【付表3】

ドクターヘリの日常業務における安全確保

項　　目	操縦士	整備士	CS	医師	看護師
天候チェックによる出動範囲の把握 ・気象専門会社等からの情報入手 ・インターネット（各地ライブカメラ等）による入手 ・電話による入手（消防署やドライブイン等）	○		○		
運航開始前のミーティング（運航クルー）による情報共有、共通認識 ・天候情報 ・出動範囲 ・当日の飛行予定 ・運航上の注意点、連絡事項	○	○	○		
機体の飛行前点検 ・外部点検（必要により試運転実施） ・無線機送受信点検	○	○	○		
機体搭載の医療資機材の点検 ・医療資機材の点検 ・無線機送受信点検		○	○	○	○
運航クルーによる医療クルーに対する飛行前ブリーフィング ・天候情報、出動範囲 ・安全教育（日常ベース） ・運航上の注意点、連絡事項	○	○	○	○	○
感染症対策 ・教育（病院、運航会社） ・予防接種、スタンダードプレコーション、検査 ・機体消毒、作業服クリーニング	○	○	○	○	○
出動における離陸時 ・機体、計器の状態確認 ・周辺状況の安全確認（人、障害物、飛散物） ・私語厳禁	○ ○ ○	○ ○ ○		○	○
巡航中の見張り	○	○		○	○
フライトクルーとCSの情報共有 ・着陸地点又はランデブー地点の確認 ・消防支援隊、救急隊に関する情報 ・患者情報	○ ○	○ ○	○ ○ ○	○	○

項　　　　目	操縦士	整備士	ＣＳ	医師	看護師
飛行中の操縦士補佐 ・機体、計器の状態確認 ・無線、スイッチ操作 ・地図確認 ・運航監視（運航状況の把握） ・天候情報、他機運航情報等の提供		○ ○ ○	 ○ ○		
現場着陸前（あるいは現場上空） ・消防無線による現場の状況確認 ・着陸現場の安全確保の確認 　障害物、風向、飛散物、散水	○	○			
現場着陸時（現場へのアプローチ中） ・機体、計器の状態確認 ・周辺状況の安全確認（人、障害物、飛散物） ・私語厳禁	○ ○ ○	○ ○ ○		 ○ ○	 ○ ○
機体の飛行後点検 ・外部点検等機体の状態点検 ・医療資機材の点検	○	○		 ○	 ○
終業時におけるミーティング（可能であれば運航クルー、医療クルー合同で実施）による情報共有、共通認識 ・当日の運航を振り返り教訓事項、要改善事項を検討する	○	○	○	○	○
関係機関による定期的な検討会議 （事例検討会、運航調整委員会等）	○	○	○	○	○

【付表4】

双発ヘリコプターの緊急時に必要な救命用具

区　分	品　　名	数　　量	条　　件
緊急着陸に適した陸岸から巡航速度で10分に相当する飛行距離以上離れた水上を飛行する場合	救命胴衣	搭乗者全員の数	各座席から取りやすい場所に置き、その所在および使用方法を旅客に明らかにしておかなければならない。
	非常食料	搭乗者全員の3食分	
	救命ボート		搭乗者全員を収容できるもの。
	救命無線機	2	一つは救命ボートに装備する。
	緊急用フロート		安全に着水できるものでなければならない。
離陸または着陸の経路が水上に及ぶ場合	救命胴衣	搭乗者全員の数	各座席から取りやすい場所に置き、その所在および使用方法を旅客に明らかにしておかなければならない。
常　時	非常信号灯 防水携帯灯 救急箱	1 1 1	救急箱には医療品一式を入れておかなければならない。

（航空法施行規則第150条より該当部分のみ抜粋）

【付表 5】

インシデント報告様式

ドクターヘリ　インシデント・リポート　(1/2)	発行年月日	整理番号
	年　　月　　日	

このインシデント・リポートに対する問い合わせ先
(※の情報はリポートに関する日本航空医療学会からの問い合わせのみに使用し情報の公開時には掲載されません)

所　属※	
担当者氏名※	当事者でなくてもよい
住　所※	
Tel・Fax 番号※	
E-mail アドレス※	
表　題	
発生日時	
報告者職種	□医師　□看護師　□救急救命士　□パイロット　□運航管理（CS） □整備士　□その他（　　　　　　　　　　　　　　　　　　　）
発生時の状況	□出動準備　□離陸　□出動途中　□現場着陸時　□現場作業中 □搬送元病院　□救急車搬送中　□現場離陸準備　□現場離陸　□搬送途中 □着陸　□その他（　　　　　　　　　　　　　　　　　　　）
運航への影響	□緊急着陸　□目的地外着陸　□離陸後引き返し　□任務中止 □影響なし　□その他（　　　　　　　　　　　　　　　　　　　）
搭乗者への影響	

インシデントの発生状況

ドクターヘリ　インシデント・リポート (2/2)	発行年月日	整理番号
	年　　月　　日	

原因または推定原因　(1)人的要因　(2)物的要因

対策　(1)人的要因に対する対策　(2)物的要因に対する対策　(3)所見

書ききれない場合は紙面を追加して記入し、添付して下さい。

【参考資料 1】

救急ヘリコプターの安全に関する一般的参考事項

　参考資料では、ドクターヘリの安全に関する一般的、基本的な課題について、主として米国の主要な文献を参照しながら、われわれの参考になると思われるところを要約する。なお参照した文献類は、参考資料4に示す。

1 個人装備

(1) 飛行服
- 乗員の服装はノーメックスのような不燃性の耐熱化学繊維によるものが望ましい。これらの衣服は火の中に長くとどまることはできないが、燃焼中のガレキの中から脱出するくらいの時間なら耐えられる。
- 袖は腕を保護するために長い方が良い。暑いからといって、まくり上げていては役に立たない。
- 下着類は、合成繊維では熱に融けて燃え上がる可能性があるので、天然素材にする。
- 夜間の現場救急が多いときは、飛行服に光反射式のマーキングを貼りつけるのも有効である。

［注］ノーメックス（Nomex）は耐熱性繊維としてデュポン社が開発し、宇宙服等に応用された後、不燃性を生かして消防服、カーテン、カーペットなどにも利用されている。

(2) ヘルメット
- ヘルメットは頭部を保護する。航空機の事故では頭部の外傷によって死亡したり、重い後遺症を残したりすることが多い。米軍の調査ではヘルメットをつけていなかった操縦士の死亡率は、つけていた操縦士の6倍という。
- 後部座席の搭乗者は、ヘルメットをつけていなければ死亡率がさらに高まる

と推定される。しかるに医療クルーはほとんどヘリコプターの後部座席で仕事をする。したがって、ヘルメット装着の有無はきわめて重大な結果をもたらす。

- 緊急事態ではなくとも、不時着をしなければならないようなとき、ヘルメットやシートベルトをしていなかったために、死を招くことがある。ヘルメットは必ず装着すべきである。
- ヘルメットは頭部を保護するだけでなく、激しい音響から耳を護る。ヘリコプターの周辺では、ヘルメットをかぶったままが望ましい。
- ヘルメットは、バイザー付きのものを使うこと。バイザーはゴミ、ホコリ、異物から目を護るのに適する。米軍の調査によれば、バイザーを下げた状態で墜落事故に遭った場合、顔面の負傷を防ぐばかりでなく、死亡率も下がることがわかっている。
- ヘルメットはさまざまなサイズがある。自分に合った大きさのものを選んで、正しく装着しなければ、効果は薄れる。

(3) 安全靴

- 救急業務は、事故車のガラスや金属片の散乱するところが多い。このような場所で足もとの安全を確保するには、靴底の土踏まずがスチール製で、つま先も保護され、足首まで覆われた安全靴を使用する。
- 皮革は不燃性である。
- 安全靴は、寒いときも寒気が靴底から伝わってくるのを防ぐ。

(4) 防　音

- 航空機の周囲は轟音に包まれている。この状態が長く続くと難聴になる恐れがあるので、音響から耳を護るための備えが必要である。ヘルメットは上述のように、遮音手段のひとつである。
- ヘルメットをかぶらないときは、防音用の「イヤーマフ」が好適かつ経済的である。
- 耳栓も良い。ヘルメットやイヤーマフよりも遮音効果は少ないが、きわめて安く、携帯にも便利である。

2 機体装備

(1) 機内の医療器具

- 医療器具をヘリコプターに取りつけるために機体の一部を改造するときは、資格のある技術者が改修の設計と作業を行い、完成後は航空局の修理改造検査を受け、合格しなければならない。
- 電源により作動する医療機器については、機体と医療機器相互に電磁干渉を受けないことを事前に確認しておく。
- 機内の医療器具は飛行中、しっかりと固定されていなければならない。ストレッチャーや保育器のような大きな装置は、特に厳重に固定する必要がある。
- 機内の医療器具を固定したり患者を保護したりする役割は、医療クルーの責務である。医療クルーは離陸前には、機内の医療器具が正しく収納され、ゆるみなく固定されていることを確認しなければならない。
- 医療クルーが機内に医療器具を持ち込むときは、手もとに置いてしっかりと抑えておく必要がある。
- 医療クルーは、自分の頭の周りと足もとはできるだけ広くあけておくことが望ましい。

(2) 通信機器

ドクターヘリの機内に搭載するか持ち込む通信機器は、ヘリコプター本来の無線機や航法機器に障害を及ぼすようなものであってはならない。

3 待機の拠点および着陸場所

(1) 拠点ヘリポート

- ヘリポートは地元住民の理解の下で設営されなければならない。
- ヘリポートには燃料補給設備、夜間照明設備、風向風速計が設けられていることが望ましい。
- ヘリポートと救急治療室は近接していることが望ましい。
- ヘリポートとクルーの待機場所は近接していることが望ましい。

- ヘリポートには格納庫が設けられていることが望ましい。付帯設備として機体整備に必要な水道、電気、照明の設備が整えられていること。
- ヘリポートには外部の第三者が侵入しないよう、保安設備が整えられていなければならない。
- 屋上ヘリポートで待機する場合、不具合が生じてヘリコプターが空輸できなくなることを考慮し、移動のための手段が考慮されていなければならない。また地上に整備用のヘリポートが整備されていることが望ましい。
- ドクターヘリの待機場所の近くには、機体整備や医療器材の予備品が格納できる倉庫が設置されていることが望ましい。

(2) クルーの待機室
- 運航クルーおよび医療クルーの待機室は、ヘリコプターの待機場所からあまり離れていないところに設ける。
- 待機室の広さや設備はクルーの休息ができるように整える。
- 待機室内でも気象情報が常に把握できるようにする。

(3) CSの勤務室
- 運航管理担当者（CS）の勤務室は無線設備のほか、気象情報およびヘリポートの状況が把握できる設備を整える。
- ドクターヘリ専用のホットラインが設置されていて、担当の医療スタッフとの間で常に連絡が取れなければならない。
- 病院内の受け入れ態勢や他の受け入れ病院の状況が把握できるようなコーディネーターが配置されていることが望ましい。
- CS業務に集中できるような環境が整えられていること。待機中はリラックスできるような広さや設備を整えられていること。

(4) 現地着陸場所
　ドクターヘリは、いつ何時どんなところに着陸しなければならないとも限らない。着陸地点はほとんど、警察や消防など第三者の協力を求めることとなる。そのため着陸地点の選定に必要な最小限の条件をパンフレットにして、担当地域の役場、消防、警察などに配布しておく（一例は資料6の通り）。

4 患者の乗降

- 患者をヘリコプターに乗せたり降ろしたりする場合、原則としてローターを止めてから行う。
- 患者の乗降に関する安全上の責任は機長にある。患者の容態により時間的に急を要する場合、ローターを回転させたまま乗降させることを想定して手順を定め熟知させておく。
- 操縦士やクルーはエンジンのクールダウン時間を知っておいて、ローターが止まってから患者の乗降を行う。
- 現場でエンジンを止め、救急患者を乗せた後、再始動しても離陸までにさほど時間はかからない。
- 強風などの状況によっては、例外的に現場でエンジンを止めないこともある。
- 患者の乗降を手伝う医療関係者その他、ヘリコプターに近づく者は機体前方から近づき、帽子などがローター風で吹き飛ばされないように注意する。
- ストレッチャーなどを保持してヘリコプターへ近づくときは、斜面に着陸した場合を除いて、機体の前方からとし、尾部ローターのそばには近づかない。
- 患者の乗降に必要な人員以外は、回転中の主ローターの下に入ってはならない。
- 救急車その他の車両は、主ローター回転面の外縁から10m以上離しておく。

5 AMRM (Air Medical Resource Management)

　AMRMは航空機による救急業務を最も安全かつ効率的に遂行するために、個人およびシステムを最高度に活用する方法である。飛行の安全や患者の防護は直接現場に飛ぶ運航クルーや医療クルーの責任ではあるが、しかし背後にある多くの関係者も安全にかかわっているというのがAMRMの考え方である。

(1) AMRMの原理
- 関係者全員が一体となって、チームとして仕事をする。
- お互いに助け合う。
- 何か問題を感じたときは、誰でも発言権がある。しかし礼儀正しく、丁寧に

質問を発して話し合い、問題点を明らかにしながら一緒に考え、解決策を提案して、双方納得の上で新しい方向を導き出す。
- 意見の食い違いがある場合、相手の感情を逆なでするような言動は慎む。
- 状況判断はチームとして行う。自分だけの判断や単独行動は避ける。
- 計画遂行にあたってはチームの合意を取る。

(2) 安全上の組織的責任
- プログラム・ディレクター——組織全体の方針を決め、必要な人員を適材適所に配置して、訓練その他の時間配分を行う。
- 飛行安全部長およびチーフ・パイロット——部下の作業能力を高く維持し、乗務割りを作成し、訓練計画をつくり、各人の人間的側面を見守る。
- 医師および看護師の責任者——クルーの間の協調性など、ヒューマンファクター（人的要因）が医療クルーや患者の安全に影響することを理解していなければならない。
- メディカル・ディレクター——医療クルーおよび運航クルー各人の身体的、心理的、社会心理的ヒューマンファクターを観察していて、必要があれば助言を与える。また彼らを信頼し、信頼を得られる度量がなくてはならない。
- クルーと整備士——実際の救急飛行を行う運航クルーおよび医療クルーは、自分たちの状況判断や業務能力が飛行の安全と患者の安全に直接影響することを自覚する。

(3) ヒューマンファクターの要素
ヒューマンファクターの分類にはさまざまなものが考えられるが、わかりやすいのは次の6つのPである。

- 身体的要素（Physical）——体調、知覚、スタミナ、強健。
- 生理的要素（Physiological）——困惑、混乱、無気力、嫌気、怠惰などの気持ちを誘発する要素。これらの要素としては疲労、酸素不足、乗りもの酔い、騒音、振動、気温（暑気および寒気）、脱水症、低血糖など。
- 心理的要素（Psychological）——理解力、注意力、集中力、判断力、あるいは戒律、監督、個性といった精神的要素。

- 社会心理的要素（Psycosocial）——他人との共同作業に影響する要素。たとえば同じ職場における上司や同僚との個人的関係、家族の圧力、職業上の圧力、自己主張や態度を含むクルー間の協調。
- 病理的要素（Pathological）——気力や能力に影響するような急性または慢性の病気。たとえば上気道感染症、腎臓結石、筋骨格損傷など。
- 薬理的要素（Pharmacological）——化学的、薬学的に影響する要素。たとえば何かの治療のために薬を服用していること。またビタミン剤、栄養剤、タバコ、カフェインなども脱水症状、不眠、倦怠感、警戒心減退などをもたらす。米連邦航空局（FAA）はこういう場合は飛行不適としている。

(4) ヒューマンファクターの影響

　ヒューマンファクター（人的要因）について知ることは、飛行の安全を高めるための重要な要件である。作業ミスの9割がヒューマンファクターに起因している。このことは米航空宇宙局（NASA）の航空安全報告システムによって得られたデータでも実証されている。

　病院内の治療中に起こるミスも、その多くがヒューマンファクターに起因する。たとえば1999年米国科学アカデミーの関連組織、米国医学研究機構（Institute of Medicine：IOM）が出した "To Err Is Human" という報告書（医学ジャーナリスト協会訳『人は誰でも間違える』、日本評論社刊）は次のような調査結果を示している。

- 1997年アメリカでは推定3,360万人が入院した。そのうち少なくとも44,000人、最大98,000人が医療ミスで死亡した。
- 少ない方の推定値でも、交通事故（死者43,458人）、乳ガン（42,297人）、エイズ（16,516人）よりも多く死んでいる。
- 医療ミスによる損害額は年間170～400億ドル（約2～5兆円）に達する。
- 医療ミスで死亡する人数は、ジャンボジェットが毎日1機ずつ墜落しているに等しい。

　この報告書はさらに、米国医学界がこれまで医療ミスを減らそうという努力をしてこなかったことを指摘している。そのため米大統領は関係省庁合同のタ

スクフォース（QuIC）を発足させ、確認のための調査を指示した。その結果は2000年2月に出たが、やはり医療ミスを減らすにはヒューマンファクターの問題にメスを入れなければならないという結論だった。

(5)「私は安全」(I'M SAFE) チェックリスト

次の6項目のチェックリストは、英語で "I'm safe" と唱えるだけで、航空機の飛行前点検と同様、自分自身の飛行前点検をすることができる。

- I （Illness）──病気の兆候はないか。
- M （Medication）──薬物を服用していないか。
- S （Stress）──仕事、家族、健康、経済的な心配ごとをかかえていないか。
- A （Alcohol）──過去8時間以内にアルコールを飲まなかったか。酒酔いの自覚症状はないか。
- F （Fatigue）──十分な休養をとったか。疲労感はないか。
- E （Eating）──空腹ではないか。栄養は十分か。

6 操縦士の危険な心理状態

航空事故の原因は、およそ7割が人的要因（ヒューマンファクター）とされる。とりわけ重要な要因となるのが気持ちもしくは気分のありようで、操縦士の場合は飛行中の判断力を鈍らせ、操縦反応を遅らせる。したがって操縦士は、自分の今の操縦判断が心理的、感情的な心の影響を受けていないかどうか、冷静に判定できるようでなければならない。そして、もし影響されていると思ったならば、今の心理状態に抗してでも他者の意見を聞くなり、別の判断に従うようでなければならない。

こうした危険な心理状態についてアメリカ運輸省の『ロータークラフト操縦の手引き』(Rotorcraft Flying Handbook 2000) は、次の5種類を示している。

- 反抗心「俺に命令するな」

この気持ちは、自分に指示しようとする人は誰でも嫌いというような人に生

じる。ある意味では「俺は誰の命令も受けないぞ」といった気持ちである。指示を出す人を憎らしいと思い、規則、法規、手順などはばかばかしくて不必要と考える。しかし、実は相手が間違っていると思ったときは、こちらから質問して、正しい判断を導き出すようにしなければならない。

- せっかち「早く片づけよう」
  何でもすぐにやり終えてしまおうという心の働き。そういう人は、自分が何をしようとしているのか、一度立ち止まって考えてみる必要がある。ほかに、もっと良いやり方があるのではないかを考えるべきで、最初に思いついた方向へそのままつっ走ると問題にぶつかる恐れがある。
- 自信過剰「そんなことは俺に限って起こりはしない」
  多くの人は、事故は他人のもので、自分には絶対に起こらないと信じている。もちろん誰にだって事故は起こる。けれども、自分が事故に巻き込まれるなど思ったこともない。こういう自信過剰は、操縦士の場合、むしろ危険に遭遇することが多くなる。
- たくましさ「俺ならできるさ」
  男っぽさを見せたがる心理。自分の操縦がうまいことを他人に見せてやろうと思っている操縦士は、いつも「俺ならできるさ。やって見せようか」と考える。こういう操縦士は自ら危険におちいるおそれがある。しかも、こういう心理は男性特有のものだと思われがちだが、実際は女性にも見られる。
- 引っ込み思案「それが何の役に立つのか」
  消極的な心理状態。引っ込み思案の操縦士は、自分がもっと大きな役に立つことができるチャンスを逃してしまうことが多い。すべてが順調に運んでいる間は、誰もが幸せである。ところが何か不都合が起こると、誰か他の人のせいだと考え、その処理を他人にまかせて、自分でやろうとしない。ときには自分が「いい子」になろうとして、かえって問題を大きくする。

以上のような危険な心理状態は、この説明だけでは抽象的でわかりにくいかもしれない。そこで具体的な事例を示すと次のようになる。

ブレンダはよく自分の操縦士としての腕を友達に自慢し、実際にそれを見せたいと思う。そこで3回目のソロフライトのときに友達をヘリコプターに乗せ

て飛ぶことを考えた。(むろん、こんな無茶な考えはやめるべきである)

　そこで彼女は空に上がると「私のやり方にいちいち文句をつける教官がいなくてせいせいするわ」と思いながら、「いつも教科書通りの飛行では、ちっとも面白くない」と勝手な操縦を始めた。(規則に従わない反抗心は捨てるべきである)

　ブレンダは友達の農場に近づく。最寄りの空港から15キロほどのところであることを覚えていた。そこで彼女は考えた。「友達のヘレンの農場に降りてやろう。危険なことはちっともないわ。牧場は柵で囲われているし、草は刈ってあるし、牛は遠くへ行ってるし、ヘリポートに降りるよりも安全だ」。(どこにどんな危険が潜んでいるかを顧みない頑固さがある)

　ブレンダはあたりをちょっと見回しただけで、牧場へ向かって進入しはじめた。そのとき進入方向が背風になっていることに全く気づいていなかった。その結果、着陸はハードランディングになり、尾部ローターで柵をたたいて、ようやく機体が停止した。(せっかちな操縦操作は危険を招く。決して急がずに、落ち着いて状況判断をしなければならない)

　警官がやってきた。警官も初めのうちは機体が故障して不時着したのかと思っていたらしい。ブレンダの方はヘリコプターから外へ出て、誰かが自分の異常な飛行を見ていたことに驚いた。そして「運が悪かった。そうでなければ警官がこんなところにいるはずがない。今日はいろいろ面白かったはずなのに」と悔しがった。

　彼女はあくまで自分は無能ではない、もっと何かできるはずだと思い込んでいるわけで、こういう心理状態の人は航空機の操縦に適しているとはいえないだろう。

7 操縦士にかかるストレス

　前項と同じ米国運輸省の『ロータークラフト操縦の手引き』は、操縦士の操縦能力に影響する3種類のストレスを、次のように挙げている。

● 物理的ストレス──外界の影響によって生じるストレス。たとえば気温(高

温、寒冷)、高湿度、騒音、振動、酸素不足など。
- 身体的ストレス――疲労、運動不足、睡眠不足、食事抜き（血糖値の低下を招く）、病気など。
- 心理的ストレス――社会的、情緒的要因。たとえば家族の死、離婚、子供の病気、職場での降格など。この種のストレスは頭脳の働きに影響し、問題分析、航法、判断のミスを招く。

こうしたストレスの中で、救急飛行の場合は特に心理的ストレスが強く作用する。そのときの心理状態としては、次のようなものであろう。

- 要請された飛行任務を何とかしてやり遂げたい。
- 予定通りの仕事をしたい。
- 飛行業務を計画通りに終わらせたい。
- 経済的な利益を得たい。
- 関係者（患者の家族、医療スタッフ、上司など）に喜んでもらいたい。

こうした心理的な要因から的確な判断ができなくなり、つい無理をすることになって、安全を損なうような事態も招きかねない。それを避けるために、米連邦航空局（FAA）は『救急ヘリコプターの危機管理』(Risk Management for Air Ambulance Helicopter Operators, June 1989) と題するマニュアルの中で、飛行の是非に関する判断は操縦士ひとりではなく、組織的に行うべきだと書いている。
　そこで以下、組織の問題を取り上げる。

8 経営管理者の責務

(1) 運航会社の経営陣

　いうまでもないことだが、打ち上げ直後に空中爆発を起こしたスペースシャトル「チャレンジャー」の事故が、まさか乗組員の責任だと思う人は誰もいないであろう。同様に、救急ヘリコプターの安全も乗員だけの問題ではない。む

しろ、それを送り出す方（運航会社、病院関係者など）の発言や行動に左右されることが多い。

　安全の確保には費用がかかり、コストの増加につながる。しかし事故が起こった場合の損害額、患者や乗員の補償額の方がもっと大きい。もとより無限に膨らませるわけにはいかないが、安全のための必要最小限の金額は契約にも含めるべきであろう。

　さらに救急業務の開始にあたっては、機体装備にもさまざまな追加が出てくる。たとえば機内に搭載する医療器具、病院や緊急機関との無線通信機器、不燃性の飛行服、ヘルメットなどの費用も見逃すことはできない。これらの装備を病院側が別途負担する場合はともかく、ヘリコプター本来の装備品としてみなされる場合は見積り金額や契約金額の中に含めるのが妥当と考えるべきである。

　そこで具体的に、次のような留意事項が考えられる。

- 救急ヘリコプターを運航する企業の経営陣、たとえば社長、事業本部長、運航本部長などトップに立つ人びとは、まず経営基盤の強化に努め、その上で運航の安全を確保するように努める。
- ヘリコプター企業に所属する者は、経営陣はもとより、間接部門の職員も、ヘリコプターの安全が自分たち自身にかかっていることを自覚する。
- これまでの自社の成功や失敗の実例を理解し、必要な修正を加える。そのためには操縦士や運航管理者など、運航部門の意見をよく聴取する。
- 社内の安全意識を高め、基礎訓練から毎年の定期反復訓練のための経費予算を十分に取っておく。さらに訓練プログラムが通常の業務の中にも含められるよう、従業員が時間的な余裕を持てるように配慮する。
- 病院や自治体などとの契約に際しては、運航の安全と経済的合理性を十分に考慮し、契約相手の理解を得ることによって安全確保のための訓練費などを含めた金額で契約を締結する。
- ヘリコプター救急業務を現場の担当者だけにまかせきりにしない。
- 救急隊員や警察官など、地上の関係者についても訓練の必要があり、重要であることを理解し、警察や消防機関に対して訓練の必要性を説明し、訓練に参加してもらうよう折衝する。彼らは救急現場において咄嗟の間に着陸場所

を選定し、付近を通行中の車両や通行人、見物人を規制し、障害物の有無などを操縦士に伝えなければならない。これらの判断業務は意外に難しく、まかり間違うと二次災害を招くことがある。
- これらの関係者に対し、実際の訓練にあたるのは現場の運航担当者だが、運航会社のトップとしては、そうした訓練の重要性を理解し、訓練科目の設定に力を貸すのはもちろん、警察や消防機関に対して訓練が必要であることを説明し、訓練に参加してもらうよう折衝する。

(2) 病院経営者
- 病院の経営にあたる理事、救命救急センター長、メディカル・ディレクターなどは、自分たちの考え方や言動が、救急ヘリコプターの安全に重大な影響を及ぼすことを自覚する。
- 病院側責任者として、ヘリコプター会社の責任者との間に十分な意思の疎通をはかる。相互の理解があるかどうか、共通の考え方を持っているかどうかが救急飛行の安全を左右する。
- ヘリコプター会社との間で、運航要領、スケジュール、勤務割、最低気象条件など、あらかじめ危機管理事項を取り決める際は、その協議に自らも参加する。
- ヘリコプターの能力とその限界をよく理解し、その範囲の中で安全に、かつ患者のためになるようにヘリコプターを運用する。具体的にはヘリコプターの運用限界——視程、雲高、霧、氷結などの基準を承知し、無理な飛行を強いることのないようにする。
- 航空当局の発した関連文書やガイドラインをよく理解し、安全上の指示や決定事項には積極的に従う。
- 適宜適切に全関係者の訓練を行う。救急機に同乗する医療クルーが単なる乗客ではなく、飛行の安全に関係し、いざというときは消火器の操作や非常口の開閉など、航空機本来の装置を操作することもある。したがって医療クルーも、ヘリコプターの出発時、進入時の安全点検や、巡航飛行中の外界監視について訓練を受けるよう仕向けてゆく。
- 繰り返し訓練、安全確保、危機管理勉強会などの費用負担に応じる。
- 医療クルーの飛行乗務にあたって、安全の確保に必要な飛行服、ヘルメット、

安全靴、その他の装備品を調達し、クルーに支給する。
- 警察官や救急隊員など、地上の関係者についても訓練の必要があることを認識し、警察や消防機関に対して訓練の必要性を説明し、訓練に参加してもらうよう折衝する。彼らは救急現場において咄嗟の間に着陸場所を選定し、付近を通行中の車両や通行人、見物人を規制し、障害物の有無などを操縦士に伝えなければならない。これらの判断業務は意外に難しく、まかり間違うと二次災害を招くことがある。
- 訓練科目の中には、ヘリコプターの着陸地点の大きさ、風向風速の判断、障害物の有無、マーキングの方法、夜間照明の方法、進入離脱の経路設定、乗員の手助け、着陸地点の安全確保、駐機中のヘリコプターの見張りなどを含める。
- 運航上の危機管理を支援するとともに、病院側の医療スタッフが日常業務の上で常に安全意識を持つように仕向けてゆく。

(3) **運航本部長**

　運航本部長の究極の責務は、救急飛行が安全かつ確実に遂行されることである。そのためには飛行業務と地上業務の双方について的確な危機管理がなされなければならない。とりわけ安全の限界に近い状態で飛行要請が出た場合、いかにしてそれを実施するか、または取りやめるか、具体的な基準をあらかじめ明示しておく必要がある。運航本部長の具体的な責務は以下の通りである。

- 経営陣の了解を得た上で、運航方針を明確にする。その方針は、次のような理解の上に立つものでなければならない。
  - 操縦士の能力の範囲と心構え
  - 自社の全事故、特に救急業務中の事故および不具合事項の通覧
  - 運航上の危機管理の目標と、それを達成するための方策
  - 部下の勤務割とスケジュールの限度
  - 繰り返し訓練の必要性
- 安全諮問委員会を設置して、関係者全員の安全意識を維持する。この委員会は、病院側から理事や救急部長といった責任者、ヘリコプター救急のプログラム・ディレクター、ヘリコプターに乗り込む医療スタッフ、またヘリコプ

ター会社側から整備部長や安全管理者が参加し、消防や警察の代表も含む。さらにヘリコプター・メーカーや販売代理店を入れるのも望ましい。
- 安全諮問委員会では安全に関する問題を具体的に討議し、決議された事項は実行に移す。そのため社内の安全管理者や操縦士、病院側の医療スタッフなどの協力を求める。
- 運航本部長という職位は、安全を損なう要素、安全に寄与する要素を知る最良の立場にある。したがって、これらの要素を常に把握し、必要な対応をしてゆくことが望まれる。

(4) プログラム・ディレクター

プログラム・ディレクターとは病院側の救急業務遂行の直接の責任者である。プログラム・ディレクターは、救急業務を正常に遂行してゆくために、まず危機管理が重要であることを認識する。その責務の内容は運航本部長以上に複雑な情報管理が求められ、関係者との調整も多忙となる。病院の経営管理と運航上の危機管理の間に立って業務を進めなくてはならないためで、その責務は次のようなものとなる。

- ヘリコプター救急業務全体の最高責任者として、ヘリコプターの運用について指揮を執る。
- 危機管理プログラムの全般について責任を持ち、ヘリコプターの運航要領、救急業務のガイドラインや日常業務のプロトコールを承認する。
- 病院側と運航側との間の安全に関する調整を行う。
- 担当操縦士の出した判断について、病院または医療スタッフから反論が出た場合は、操縦士の判断を尊重する。
- 救急業務の遂行にあたって何らかの違反や失策が生じたときは直ちに注意を与え、重要な問題については文書化し、次の安全会議に提出して検討と対策を求める。

(5) 安全管理者

ここでいう安全管理者とは、ヘリコプター会社の危機管理を担当する職位をいう。その役割は、危機管理の要（かなめ）として、経営陣から乗員に至るま

で、全員に対して安全上の責任を持つ。

- 毎月1度、安全報告書を作成し、安全諮問委員会に提出する。
- 安全に関するニュースレターを作成する。
- 何らかの事故や不具合が生じたときは直ちにその内容を把握し、文書にして関係者全員に知らせる。
- 安全諮問委員会の決定事項など、安全にかかわる問題を関係者全員に周知徹底する。

(6) 整備部長

- ヘリコプターが常に正常かつ最良の飛行ができるよう、機体および装備品について機械的な不具合、もしくは機能上の不具合がないかどうかを監視し、記録し、報告する。
- ヘリコプターの操縦操作を間違えてエンジンが過熱したり、ローターが過回転したり、飛行前点検で不具合の見落としがあったような場合も報告する。
- 安全管理者と協力して、安全に関する情報の周知徹底をはかり、安全会議に出席し、安全報告書にはすべて眼を通しておく。

9 地上関係者

(1) 緊急機関

ここでいう地上関係者とは、現場の救急隊員、警察官、着陸地点の選定や準備にあたる者など、救急ヘリコプターの業務を支援する人びとをいう。これらの人びとも飛行業務を遂行する上で安全にかかわっており、所要の訓練を受ける必要がある。また、上述のような安全報告書や安全に関する文書類を読んでおくことが望ましい。

- 救急現場でヘリコプターを待ち受ける地上関係者は、飛行の障害になるようなものを見つけたときは直ちに操縦士に知らせなければならない。そのため地対空の無線交信が直接できるようにしておくことも重要である。

- 地上関係者は自ら安全会議に出席し、安全上必要と思われることを積極的に発言し、基準をつくるなり変更を求めるなり、救急ヘリコプターの安全に協力する。

(2) **地域住民への呼びかけ**

　ドクターヘリが円滑に業務を遂行し、本来の目的を安全確実に達成するためには地域住民の理解と協力が重要である。このため、ドクターヘリ関係者は日頃から地域住民への接触と呼びかけを欠かすことなく、ときにはヘリコプター見学会やドクターヘリ説明会を開催する。これらの呼びかけや説明にあたっては、以下の事項に留意する。

- 通行人は、ドクターヘリが頭上に近づいたときは、現場の整理にあたっている警察官や救急隊員の指示に従って物陰に避難し、自らの安全を確保する。
- ヘリコプターが付近に着陸したときは、そばに近寄らない。
- 自動車またはオートバイの運転者は、ヘリコプターの接近を知ったときは速度を落とし、交通規制にあたっている警察官その他の関係者の指示に従い、最終的には停車して救急業務の終了を待つ。走行中のまま、わき見運転をしたり、救急現場に近づいたり、すぐわきを通り抜けたりしてはならない。
- 自動車教習所では、運転者への講習の中で、ドクターヘリが接近したり路上着陸する場合の行動について教習内容に含めてもらう。

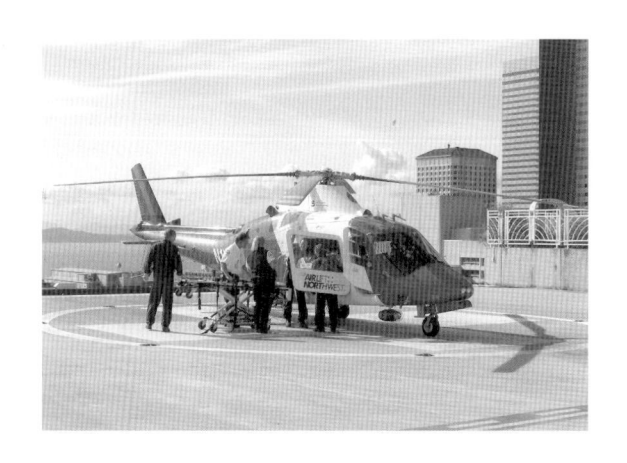

【参考資料2】

地上関係者の安全に関する注意事項

　救急ヘリコプターは、出動するごとに患者に近い場所に着陸しなければならない。したがって担当地域内のできるだけ多くの場所——たとえば空き地、グラウンド、河川敷などを臨時の着陸場所に想定し、準備を整えておくことが望ましい。

　しかし、救急事案はいつどんなところで起こるかもしれない。あらかじめ想定した場所から遠いときは、パイロットにとって未知の場所であっても、そこに着陸しなければならない。この場合、着陸場所の選定、周囲の障害物の見きわめ、人や車の交通規制などは、飛行の安全上、最も重要な要素となる。しかも業務はほとんど地上の救急隊員、消防隊員、警察官に委ねられ、その支援を受けなければならない。

　したがって救急ヘリコプターの支援業務にあたる地上関係者は、あらかじめ十分な訓練と心構えが必要となる。以下、その要点をいくつかの文献から抽出する。

1　着陸場所の選定

- 参考資料3「救急現場における着陸場所の選定」参照。
- 着陸場所は参考資料3の図に示すように、少なくとも20m四方以上の平坦な接地場所があり、それを含めて35m四方以上の空き地を選定する。このとき風の向きにも注意する。
- 地面は平らな場所が望ましい。斜面や凹凸のある場所は望ましくない。
- 地表面は舗装面、固い土、芝生または草地、雪上ならばしっかりと踏み固めたところが望ましい。乾いた泥、砂、ほこり、粉雪などが多いと、ヘリコプターのローターによるダウンウォッシュで巻き上げ、パイロットの視界を妨げ、危険な状態をもたらす。地面に乾いた泥や砂が多いときは、水を撒く。散水できないときは、ヘリコプターの着陸場所を芝生または草地などへ変更する。
- 着陸場所に石、布切れ、ビニールの破片などがあると、ダウンウォッシュで

巻き上げられ、ローターブレードを傷つけたり、からみついたり、エンジンに吸い込まれたりして危険を招く。これらを見つけたときは直ちに取り除く。
- 着陸場所の上空および周囲には電線、電話線、アース線、電柱、アンテナなどの障害物があってはならない。特に電線類は地上からは見えても、上空のヘリコプターから地上の物件にまぎれこんでよく見えない。
- 遠くにある電線も、その存在をパイロットに伝える必要がある。たとえば「着陸場所の北側に電線あり」といった調子で無線連絡をする。このとき左手に電線とか右側に電柱などという表現はかえって混乱する。
- 着陸場所の周囲からは車、人、動物を退け、必要に応じて交通規制をする。

2 ヘリコプターへの連絡と合図

- ヘリコプターが着陸現場に近づくと、おおむね5分ほど前から無線交信が可能となる。交信は明瞭簡潔な言葉で行う。
- 着陸場所においてヘリコプターとの無線連絡を行う場合、連絡を行う者はできるだけ1人に限定し、地上員は連絡担当者に情報を集中させる。
- 連絡責任者は、ヘリコプターが頭上に来るのを待って、無線で着陸場所を伝える。操縦士は、その言葉を聞きながら地上を見て、着陸地点を確認する。
- 着陸の誘導にあたる誘導員はヘルメットをかぶり、あごひもをかけ、防塵用のゴーグル、防音用のイヤーマフなどをつけて、着陸場所の縁の外側に背中から風を受けるようにして立つ。ヘリコプターは通常、風に正対して進入してくるので、これにより誘導員とパイロットが相互に見える位置になる。ヘリコプターの着陸に際して、誘導員が最も気を付けるところは、パイロットには見えない尾部ローターとその周囲の障害物である。
- ただし、このような着陸誘導員が必要かどうかは、人によって意見が異なり、誘導員は不要という人もいる。ヘリコプターとの交信の中で、パイロットからの要求があればそれに従う。
- 着陸誘導の合図は、さまざまな取り決めがあるが、最も重要なのは、両腕を頭上で繰り返し交差（クロス）する合図で、パイロットに対し着陸をやめて復航するよう求めるものである。パイロットは、この合図を見たならば直ち

に上昇しなければならない。
- 着陸に際して問題がある場合は、合図を送るとともに無線で連絡する。

3 機体への接近

- 地上関係者は、ヘリコプターの着陸後もローター回転が止まるのを待ち、ヘリコプター・クルーの合図に従って機体に接近する。
- 救急車のドアはヘリコプターが着陸するまで閉めておく。
- 救急車をドクターヘリに接近させるときはローターが停止した後に行い、ローターの縁から10m以上の距離をあける。
- ヘリコプターに接近するときは、パイロットから見えるように機体の前方10時～2時の方向から近づく。このとき機体の周囲で走ってはならない。
- ローター回転面の下に入るときは頭を下げ、身体をかがめる。突風が吹いてブレードが下がり、下にいる人を叩くことがある。
- ヘルメットを持っている人はそれをかぶり、あごひもをかける。それ以外の帽子は脱ぐ。聴診器は耳から外して首にかける。
- 頭よりも上に輸液などを持ち上げてはならない。長い棒は地面と平行に持つ。
- 着陸場所が傾斜しているときは、高い方から機体に近づいてはならない。機体から離れるときは必ず低い方へ、それもパイロットから見える方へ移動する。
- 尾部ローターはきわめて危険である。頭上近くにあって、高速で回っているときは目に見えない。機体後方へは決して近づいてはならない。

4 患者の搭載

- 患者を寝かせたストレッチャーをヘリコプターに搭載する際には、関係者が協力して行う。
- ストレッチャーの搭載方法は、ヘリコプターの機種によって異なるが、原則として患者の頭の方から機内に入れる。

- 搭載作業にあたる地上員は常にクルーの指示に従う。
- ヘリコプターの外部にはアンテナや突起物があるので体をぶつけないよう注意する。
- ヘリコプターのクルー以外は、ドアやハッチを閉じたり、ロックしようとしてはならない。これらは壊れやすく、傷つきやすく、損傷するとロックができなくなり、飛行不能となる。ロック操作をするのは、ヘリコプターのクルーに限る。
- 患者の搭載後、ヘリコプターから離れるときは、機体に近づいたときと同じ方へ向かう。

5 離陸

- ヘリコプターの離陸に際して、地上関係者は周囲に人や障害物、飛散物のないことを確認する。ダウンウォッシュで飛びそうなものは、しっかりと固定する。
- ヘリコプターが離陸したのちも、5分間は着陸場所をそのままにしてあけておく。ヘリコプターに何らかの不具合が生じて、戻ってこないとも限らないからである。

【参考資料３】

救急現場における着陸場所の選定

1 着陸場所の設定

- 傾斜や凸凹の少ないところを探す。
- 下図のとおり、20 m以上の平坦な接地帯と、それを含めて35 m四方以上の空き地を選定する。
- 砂埃がおきそうなところは散水する。
- 芝生やアスファルト舗装の場所がよい。
- 救急車は着陸場所から30 m以上離れ、赤色回転灯を点灯させ、ドアや窓は全閉して待機する。
- 見物の群衆は60 m以上離す。
- ゴミやビニールは事前に撤去する。
- 帽子、書類など風圧で飛びそうなものは押さえる。

2 ドクターヘリの着陸に際して

- 誘導を行う場合、誘導員は風上に背を向けて立つ。
- 目の保護のためにゴーグルを着用する。
- もう一度、着陸に支障となるものがないか確認する。
- 着陸に支障があるときは両手を上げ大きく左右に交差させながら合図するか赤旗を振る。
- 無線で着陸に支障のあることを伝える。

ア 防災対応基準
　（ア）必要面積は 35m×35m 以上の面積が必要
　（イ）周囲の障害物の高さは 15m 以上の障害物（鉄塔や建物等）が無いこと。

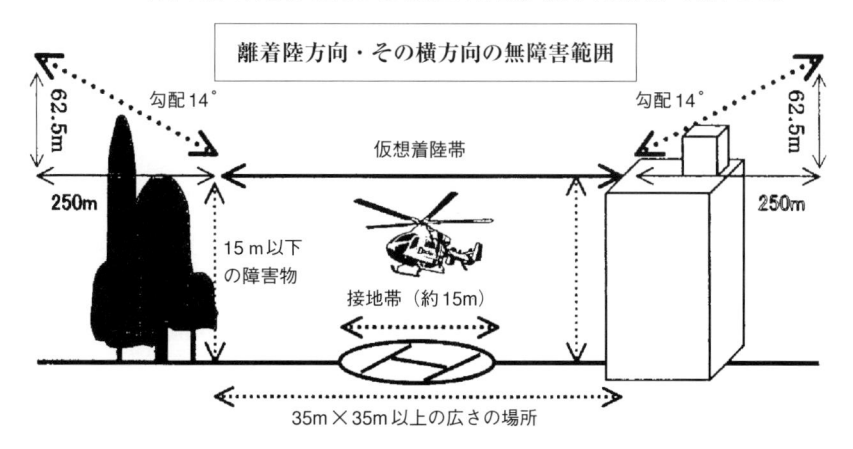

離着陸方向・その横方向の無障害範囲

勾配14°　　　　　　　　　　　　　　　勾配14°
62.5m　　　　　　　　　　　　　　　　62.5m
250m　　　　仮想着陸帯　　　　　　　250m
15m以下の障害物
接地帯（約15m）
35m×35m 以上の広さの場所

3　ドクターヘリが着陸したら

・ヘリの周囲に見物人を近づけない。
・ローターが完全に停止したことを確認し、パイロットやクルーから見える方角から近づく。
・ヘリに近づくときは横から近づく。
・絶対に機体後方へは行かない。
・機体後方へ行きそうな人がいたら制止する。
・斜面の上側からヘリコプターに近づかない。
・ヘリコプターの周囲は禁煙。
・救急車を近づけるときは乗務員の誘導に従い、ブレードの先端から 5m 以上離して停車させる。

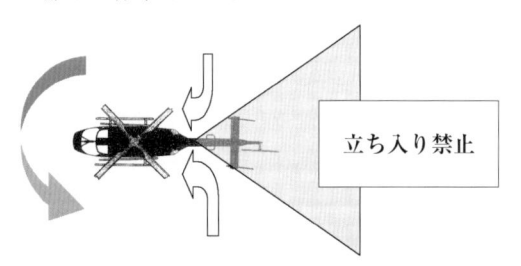

立ち入り禁止

XX県ドクターヘリ
ホットライン
0XX-YYY-ZZZZ

【参考資料 3】救急現場における着陸場所の選定

【参考資料4】

参考文献

- Guidelines for Air Medical Crew Education, Association of Air Medical Services, 2004
- Principles and Direction of Air Medical Transport, Air Medical Physician Association, 2006
- Transport Nurse Safety in the Transport Environment, Air & Surface Transport Nurses Association, Aug. 2006
- Rotorcraft Flying Handbook, U.S. Department of Transportation, Federal Aviation Administration, 2000
- Risk Management for Air Ambulance Helicopter Operators, Federal Aviation Administration, June 1989
- Aeronautical Decision Making for Air Ambulance Helicopter Pilot, Federal Aviation Administration, July 1988
- A Safety Review and Risk Assessment in Air Medical Transport, Ira J. Blumen, MD and the UCAN Safety Committee, November 2002
- White Paper: Improving Safety in Helicopter Emergency Medical Service Operations, Helicopter Association International, August 2005
- Final Report of International Helicopter Safety Symposium 2005
- Air Medical Resources Management, Advisory Circular, Federal Aviation Administration, 9/22/2005
- AVIATION SAFETY：Report to the Chairman, Subcommittee on Aviation, Committee on Transportation and Infrastrucure, House of Representatives,US Government Accountability Office, February 2007
- To Err is Human：Building a Safer Health System, Nov.1, 1999（人は誰でも間違える、L.コーン他、医学ジャーナリスト協会訳、日本評論社、2000年11月）
- The Naked Pilot: The Human Factor in Aircraft Accidents, David Beaty, 1995（機長の心理学、小西進訳、講談社＋α文庫、2006年7月20日）

- まさかの墜落、加藤寛一郎、大和書房、2007年6月25日
- 機長が語るヒューマンエラーの真実、杉江弘、ソフトバンク新書、2006年3月25日
- パイロットが空から学んだ一番大切なこと、坂井優基、インデックス・コミュニケーションズ、2005年5月15日
- 失敗学実戦講義、畑村洋太郎、講談社、2006年10月
- 石橋を叩けば渡れない、西堀栄三郎、1999年4月
- 救急ヘリコプターの安全を読む、西川渉、日本航空医療学会雑誌、2007年5月
- 救急ヘリコプターの危機管理、ウェブサイト『航空の現代』、西川渉
  - フライトナース安全の指針（2007.4.12）
  - 経営管理面から見た危機管理の要点（2006.6.2）
  - 飛ぶべきか飛ばざるべきか（2006.4.4）
  - ヘリコプター国際安全シンポジウム（2006.1.27）
  - 前途の危険予知（2006.1.23）
  - 安全の確保は全関係者の責務（2005.11.29）
  - HAI白書「安全の文化」（2005.11.28）
  - パイロットを待ち受ける心理的陥穽（2005.9.26）
  - なぜ老練パイロットが事故を起こすのか（2005.8.25）

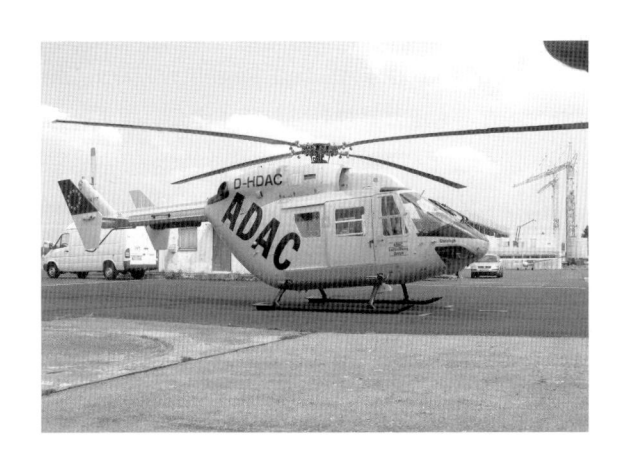

あとがき

協同・協力・協調

　安全とは何か。安全を保持するにはどうすればいいか。当委員会では誰もが、そのことを考えながら、このガイドラインをつくりました。

　しかし、如何に立派なガイドラインができても実行されなければ何にもなりません。安全の王道は規則や基準に示された条項を守り、実行していくほかはありません。その第1歩は訓練です。訓練を繰り返すことで、正しい動作と手順が身に付き、正しい判断ができるようになる。その上に立ってこそ、安全が保持されるわけです。

　しかし、われわれは如何に訓練を重ね、すぐれた資格と経験を持っていても、人間である以上、間違いをおかさないとは限りません。それを防ぐのが相互の助け合い、支え合いです。ましてや医療と航空と消防など、本来まったく異なった分野の、しかも高度の技能と練度が必要とされる人材と組織が、緊急事態に立ち向かい、一刻を争ってヘリコプター救急という協同任務にあたるわけですから、お互いに協力し、協調し合う気持ちがなければ安全に任務を達成することはできません。このことを、アメリカを中心とする近代的な組織運営論は航空医療に特化したAMRM（Air Medical Resource Management）という体系に組上げました。本書でもそれに触れておりますが、根本はお互いの信頼と協調です。

　おそらく、直接の関係者を除けば、多くの人はヘリコプター救急の安全など、自分には関係がない、あずかり知らぬことと思っているでしょう。しかし実はヘリコプター会社や病院の経営陣はもとより、国や自治体の行政機関も、救急現場の近くをゆく車や通行人も、誰もが安全に関係しています。航空の安全は、ひとりパイロットや現場担当者だけの問題ではありません。その背後に広がるさまざまな機関や人々の協力がなければ、救急ヘリコプターの安全は支え切れません。

　安全の維持はまことに困難です。神ならぬ身のわれわれ人間は、思わぬとこ

ろで失敗や間違いを犯します。しかし社会的な使命を帯びたヘリコプター救急に間違いは許されません。そのむずかしい安全を維持してゆくために、このガイドラインがいささかでもお役に立つことを願っております。

　なお、本書は初めての試みでもあり、決して十分ではありません。そもそも安全はどこまで行っても切りがありません。したがって本書は、今後さらに改訂を重ね、充実させてゆかねばなりません。本書の内容ならびに今後の安全方策の進め方についてご意見、ご希望のある方は日本航空医療学会までお申し出くださるようお願いいたします。

（西川　渉）

日本航空医療学会　安全推進委員会

委員長	西川 渉	日本航空医療学会
委員	緒方 龍一	中日本航空株式会社
	荻野 隆光	川崎医科大学附属病院高度救命救急センター
	坂田 久美子	愛知医科大学病院高度救命救急センター
	染谷 成夫	朝日航洋株式会社
	多畑 雅弘	セントラルヘリコプターサービス株式会社
	松江 久三郎	朝日航洋株式会社
	松本 尚	日本医科大学千葉北総病院救命救急センター
アドバイザー	安川 醇	（社）全日本航空事業連合会ドクターヘリ分科会
オブザーバー	石黒 健司	全航連ドクターヘリ分科会（中日本航空）
	岡田 眞人	聖隷三方原病院救命救急センター
	原 英義	全航連ドクターヘリ分科会（朝日航洋）
	古澤 正人	全航連ドクターヘリ分科会(セントラルヘリコプターサービス)

日本航空医療学会
理事長　小濱啓次

事　務　局
〒232-0024　神奈川県横浜市南区浦舟町4-57
公立大学法人 横浜市立大学附属市民総合医療センター
高度救命救急センター内
TEL：045-261-5656（内線2000）
FAX：045-253-5350
e-mail：jsas@urahp.yokohama-cu.ac.jp
ウェブサイト：http://www.medianetjapan.com/2/town/government/airrescue/

| **JCLS** 〈(株)日本著作出版権管理システム委託出版物〉

本書の複製権・翻訳権・上映権・譲渡権・公衆送信権（送信可能化権を含む）は株式会社へるす出版が保有します。
　本書の無断複写は著作権法上での例外を除き禁じられています。複写される場合は、その都度事前に（株）日本著作出版権管理システム（電話03-3817-5760、FAX 03-3815-8199）の承諾を得てください。

ガイドライン ドクターヘリ安全の手引き

定価（本体価格1,800円＋税）

2007年11月15日　　第1版第1刷発行

監　修	日本航空医療学会
編　集	日本航空医療学会安全推進委員会
発行者	岩井　壽夫
発行所	株式会社　へるす出版
	〒164-0001　東京都中野区中野2-2-3
	電話 03-3384-8035（販売）　03-3384-8177（編集）
	振替 00180-7-175971
	http://www.herusu-shuppan.co.jp
印刷所	株式会社メイク

〈検印省略〉

© 2007, Printed in Japan
落丁本、乱丁本はお取り替えいたします
ISBN 978-4-89269-592-6